超级问问问

人体心理

（日）学研教育出版
潘文峰·译

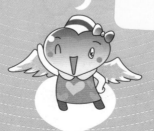

化学工业出版社
·北京·

U0387233

某一天，有一对兄妹去医院打预防针……

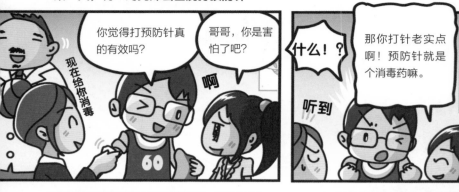

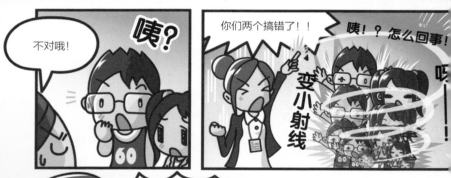

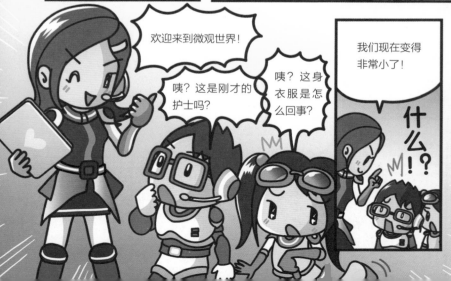

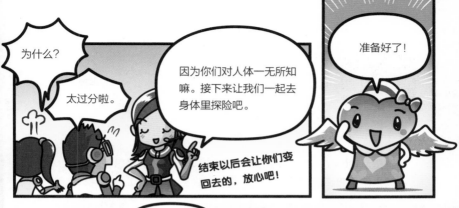

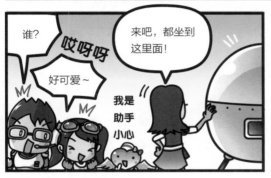

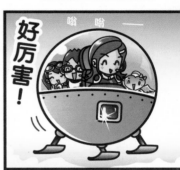

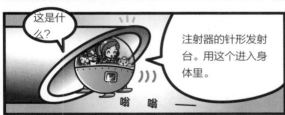

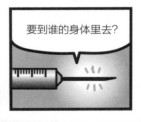

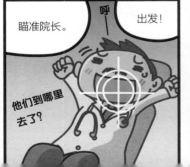

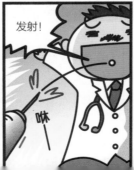

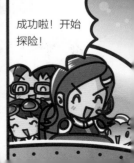

你也来挑战人体和心理的问题吧

这是从100名小学生提出的问题中，挑选出的他们最想了解的有关人体与心理的84问。根据大家的关注度，从84位～1位排列。

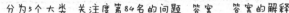

分为3个大类　关注度第84名的问题　答案　答案的解释

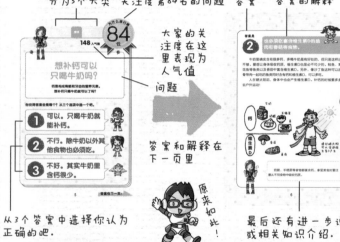

大家的关注度在这里表现为人气值
问题

答案和解释在下一页里。

原来如此！

从3个答案中选择你认为正确的吧。

最后还有进一步说明或相关知识介绍。

如果你回答正确，请在成绩计算表（186页～）上画圆圈吧。

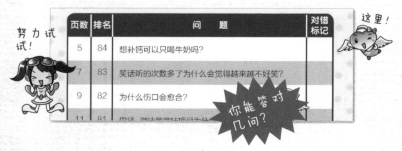

努力试试！

这里！

页数	排名	问 题	对错标记
5	84	想补钙可以只喝牛奶吗？	
7	83	笑话听的次数多了为什么会觉得越来越不好笑？	
9	82	为什么伤口会愈合？	
11	81		

你能答对几问？

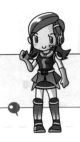

想补钙可以只喝牛奶吗？

钙是构成骨骼和牙齿的营养元素。
想补钙只喝牛奶就可以了吗？

你觉得答案会是哪个？从三个选项中选一个吧。

1 可以。只喝牛奶就能补钙。

2 不行。除牛奶以外其他食物也必须吃。

3 不好。其实牛奶里含钙很少。

5

答案在下一页！

答案是

2

也必须吃富含维生素D的鱼肉和香菇等食物。

牛奶里确实含有很多钙，多喝牛奶是有好处的，但只是这样还不够。要想让身体吸收钙质，维生素D也是必不可少的。鲑鱼、青花鱼等鱼类以及香菇中富含维生素D。另外，像沙丁鱼这种可以连骨带肉一起吃的鱼类同时含有钙和维生素D，可以多吃。

人在晒太阳后，身体中也会产生维生素D。补钙的时候要多多去户外运动！

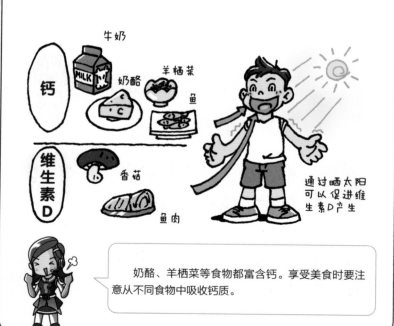

牛奶

钙

奶酪　羊栖菜

鱼

维生素D

香菇

鱼肉

通过晒太阳可以促进维生素D产生

奶酪、羊栖菜等食物都富含钙。享受美食时要注意从不同食物中吸收钙质。

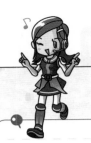

笑话听的次数多了，为什么会觉得不好笑？

电视上的喜剧节目第一次看觉得很好笑，多看几次逐渐就觉得不好笑了，这是为什么？

你觉得答案会是哪个？从三个选项中选一个吧。

1 感觉到了自己的幼稚。

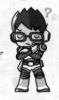

2 发现笑点其实是错觉。

3 对大脑的刺激减弱了。

7

答案在下一页！

　　引人发笑的语言和动作叫作"搞笑"。搞笑为什么会让人笑起来呢？虽然每个人笑的原因不一样，但是出乎预料的语言动作，会让人感到滑稽。

　　从来没听过的语言，第一次见到的动作，这种电视里的喜剧节目会让观众感到新鲜，新鲜感刺激大脑，让人觉得好笑。

　　不过，就算是大家都觉得好笑的节目，如果失去了新鲜感，减弱了对大脑的刺激，大家就不会觉得好笑了。

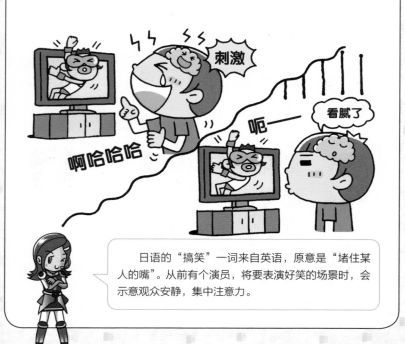

刺激

啊哈哈哈

呃——

看腻了

　　日语的"搞笑"一词来自英语，原意是"堵住某人的嘴"。从前有个演员，将要表演好笑的场景时，会示意观众安静，集中注意力。

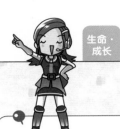

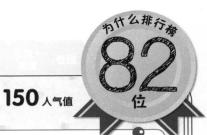

150 人气值

为什么伤口
会愈合？

摔跤磕碰后，破损的皮肤会慢慢恢复如初，
这是为什么？

你觉得答案会是哪个？从三个选项中选一个吧。

 **身体生产了同样的
细胞。**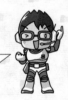

 **有益菌为身体收集
了材料。**

 **身体中相似的部分
露了出来。**

答案在下一页！

答案是

1

同样的细胞按照身体的设计图被重新生产出来。

人体由大量细胞组成。如果皮肤磨破了，破损处的皮肤细胞就会受损。但在这时，周围的皮肤细胞会开始分裂出跟自己完全相同的细胞。

真核细胞中有细胞核，细胞核中有染色体，染色体由DNA螺旋缠绕组成。DNA就是人体的设计图，里面记录了人体的各种信息。细胞会根据DNA中的信息分裂出完全相同的新细胞，因此新皮肤的颜色、手感会跟其他部位的皮肤相同。

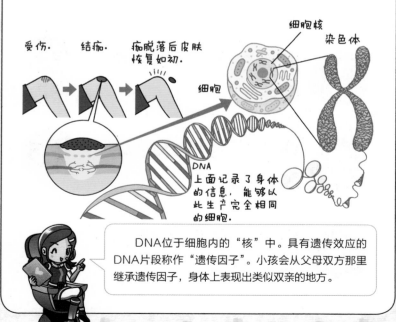

受伤.   结痂.   痂脱落后皮肤恢复如初.

细胞核   染色体

细胞

DNA
上面记录了身体的信息，能够以此生产完全相同的细胞。

DNA位于细胞内的"核"中。具有遗传效应的DNA片段称作"遗传因子"。小孩会从父母双方那里继承遗传因子，身体上表现出类似双亲的地方。

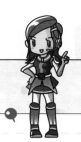

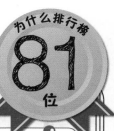

155 人气值

田径、游泳A等竞技项目为什么要男女分开比赛?

运动会上,田径、游泳、体操、滑冰等项目,男女基本都是分开进行比赛的。这是为什么?

你觉得答案会是哪个?从三个选项中选一个吧。

1 同性之间能够促进竞争意识。

2 避免异性之间产生好感。

3 男女的肌肉和体格不同。

答案在下一页!

答案是

3

因为成年男女的体格和肌肉力量不同。

和成年女性相比，成年男性的身材更魁梧，肌肉更有力。如果一起比赛，女性很难获胜。因此，男女需要分开比赛。

男性在初中时进入青春期，体内会分泌雄性激素。雄性激素能够极大地促进身体成长、肌肉发育。青春期的女性身体里几乎不会有雄性激素。

因此，训练有素的一流运动员同台竞技时，男子运动员的竞技水平会远超女子运动员。

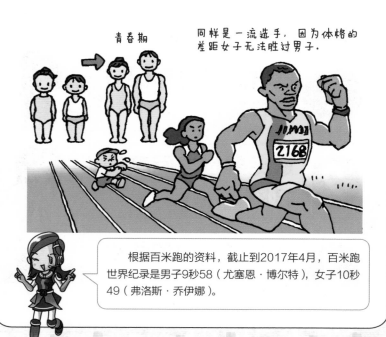

青春期

同样是一流选手，因为体格的差距女子无法胜过男子。

根据百米跑的资料，截止到2017年4月，百米跑世界纪录是男子9秒58（尤塞恩·博尔特），女子10秒49（弗洛斯·乔伊娜）。

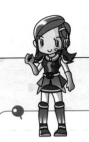

为什么想到不开心的事会肚子痛？

今天有讨厌的游泳课！想到这事就肚子痛。
你有这种经历吗？这并不是装病……

你觉得答案会是哪个？从三个选项中选一个吧。

1 "烦恼"的神经和肠道相连。

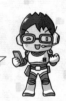

2 肚子痛能够消除"烦恼"。

3 大脑中分泌的物质失调。

13

答案在下一页！

3

负面情绪会使大脑中分泌的物质失调。

人的不良心理状态会影响身体状态。"不良心理状态"是指出现烦恼等负面情绪，也就是说大脑运转过度。

大脑中持续分泌着某些物质以调节身体状态。生活中总会遇到烦心事，这时，大脑会分泌出某种物质，有着为自己鼓气、静下心来得以休息、安定身心的作用。

可是，当负面情绪过于强烈或长时间持续时，大脑的内分泌平衡会遭到破坏。这时就可能会引起肚子痛。

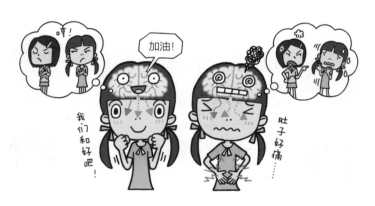

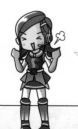

人的负面情绪称作精神压力。每个人都有精神压力，这时可以做点其他事来分散注意力，缓解压力。

14

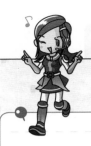

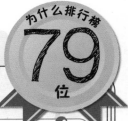

为什么手臂用力时会隆起肌肉?

手臂使劲弯曲时会隆起肌肉,
这是为什么呢?

你觉得答案会是哪个? 从三个选项中选一个吧。

 血液会集中在用力的地方。

 用力会使细胞聚在一起。

 肌肉会收缩隆起。

答案在下一页!

手臂弯曲时肌肉会收缩而隆起。

手臂隆起的部分是肌肉，这块肌肉叫作"肱二头肌"。手臂伸直时，肱二头肌也伸直；手臂弯曲时，肱二头肌会收缩隆起。

肱二头肌内侧有一块叫作"肱三头肌"的肌肉。肱三头肌和肱二头肌相反，当手臂伸直时收缩，当手臂弯曲时伸直。

我们身体内有206块骨骼组成骨架。带动骨骼运动的就是肌肉。大脑通过神经发出命令，让肌肉伸缩自如。

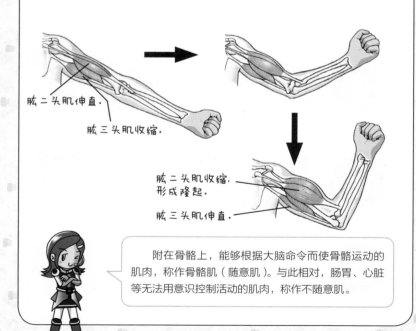

肱二头肌伸直。

肱三头肌收缩。

肱二头肌收缩，形成隆起。

肱三头肌伸直。

附在骨骼上，能够根据大脑命令而使骨骼运动的肌肉，称作骨骼肌（随意肌）。与此相对，肠胃、心脏等无法用意识控制活动的肌肉，称作不随意肌。

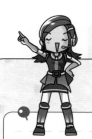

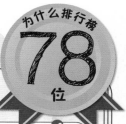

为什么夏天太热时会感到特别累?

一到夏天,就出现没有食欲、无故疲劳等症状被称作苦夏。
为什么夏天会出现苦夏呢?

你觉得答案会是哪个?从三个选项中选一个吧。

1 穿得少,身体受凉。

2 为了避免晒太阳,在家里待太久导致的。

3 身体中的必需元素通过汗水流失了。

答案在下一页!

答案是

3

身体中必需的矿物质等元素通过汗水流失了。

一到夏天，就出现没有食欲、无故疲劳等症状被称作苦夏。苦夏的原因其实在于流汗。汗水中除了盐（氯化钠），还含有少量身体必需的矿物质（→38页）。流汗过多，这些矿物质也会大量流失。

矿物质能够调节身体平衡，矿物质减少后会引起肠胃消化能力减弱。这时如果喝了太多冷饮，更容易让肠胃状况恶化，引起食欲不振，最后导致体力下降，无故疲劳。

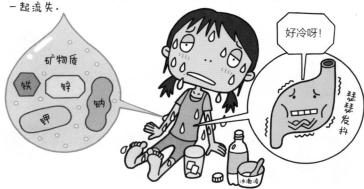

身体所必需的矿物质随汗水一起流失。

矿物质

铁　锌　钠

钾

喝太多冷饮让肠胃状况恶化。

好冷呀！

瑟瑟发抖

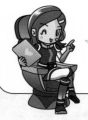

流汗太多时可以喝些含有矿物质的饮料进行补充。例如运动饮料、矿泉水、绿茶等。果汁中糖分过多，不宜喝太多。

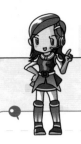

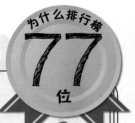
为什么婴儿的皮肤和老年人的皮肤不同?

我们都知道,婴儿的皮肤很光滑,老年人的皮肤有很多皱纹。这是为什么呢?

你觉得答案会是哪个?从三个选项中选一个吧。

1 皮肤中水分含量不同,婴儿的比较多。

2 毛孔的数量不同,婴儿的比较少。

3 皮肤的厚度不同,婴儿的比较薄。

答案在下一页!

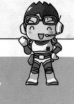

答案是

1

皮肤细胞的水分含量不同，婴儿的皮肤细胞水分较多。

婴儿的皮肤总是滑溜溜的，这是因为相对于皮肤上布满皱纹的老年人，婴儿的皮肤细胞中含有更多的水分。

人体由大量细胞组成。每个细胞都像一个小房间一样装有水。人在年轻的时候，这些房间里的水都是满满的，使得皮肤光滑而有弹性。随着年龄增长，水分越来越少，细胞收缩导致皮肤产生皱纹。

由于皮肤覆盖了整个身体，皮肤细胞收缩后外貌上会有很明显的变化。

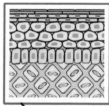

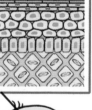

婴儿的皮肤细胞充满了水分，显得光滑而有弹性。

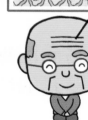

老年人的皮肤细胞所含水分较少，产生皱纹。

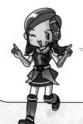

每个人的皮肤状况都不同。冬天空气干燥，皮肤还可能产生裂纹。这时可用护肤霜防止水分流失。

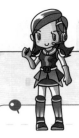

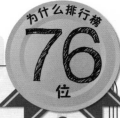

160 人气值

为什么放屁时有时有声音，有时没声音？

想悄悄放屁，有时候声音却很大。
好尴尬！

你觉得答案会是哪个？从三个选项中选一个吧。

1 和次数有关，次数少则声音大。

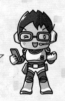

2 和气味有关，气味臭则声音大。

3 和屁的量有关，量多则声音大。

21

答案在下一页

答案是

3

声音大小与气体从肛门出来时的量和速度有关。

屁是肠道中的气体产生的。大量的气体一起冲出来时，和肛门的摩擦较大，声音也较大。气体较少时，产生的声音就较小。

大肠中的细菌会分解食物，产生气体。这些气体再加上吃东西时吃进肚子里的部分气体，通过放屁的方式排出。

红薯等含有大量"膳食纤维"的食物最容易产生气体，吃的多时放屁的声音很大，但不会太臭。

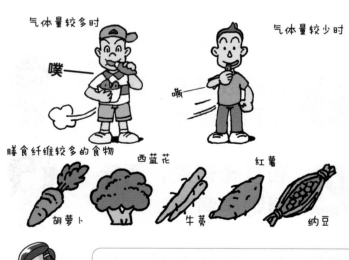

气体量较多时

噗——

气体量较少时

嘶

膳食纤维较多的食物

胡萝卜　西蓝花　牛蒡　红薯　纳豆

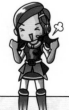

肉类和葱"含硫量"较大，这些食物被细菌分解后，会产生"吲哚""粪臭素"等气味较强的气体。

22

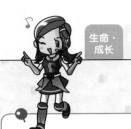

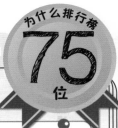

血型只有4种吗？

一般说起血型就会想到A型、B型、AB型、O型。血液真的只有这4种类型吗？

你觉得答案会是哪个？从三个选项中选一个吧。

1 不对，有几万种。

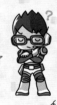

2 不对，准确来说有8种。

3 对，只有4种。

答案在下一页！

仅仅是血型的分类法就有几百种。

　　根据分类的着眼点不同，血型分类可以有几百种方法！每种分类包含了多种血型，因此血型多达上万种。

　　血液是由多种成分组成的，包括在体内起运输作用的液体"血浆"、吞噬病菌的"白细胞"、修复血管破损的"血小板"、运送氧的"红细胞"。ABO的血型分类法是根据红细胞和血浆之间引起的血液凝固状态而分类的。

　　除此之外，还有根据红细胞细胞膜的功能分类的Rh型（＋与－2种）、根据白细胞分类的HLA型（有上万种）等各种血型分类法。

能够进行输血的组合

提供血液的人　　　接受血液的人

A可以为A和AB输血，但不能为B和O输血。

B可以为B和AB输血，但不能为A和O输血。

AB只能为AB输血，但可以接受任何血型的血液。

O可以为任何血型输血，但只能接受O型血。

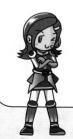

　　多数人都是Rh+型血。当Rh+型血的人给Rh−型血的人输血时，即使符合ABO型的输血法则，也可能会引起血液凝固，需要注意。

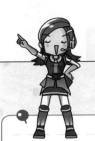

163 人气值

不吃零食比较好吗?

抱着零食吃个不停,经常会被责骂"快别吃啦!"
不吃零食比较好吗?

你觉得答案会是哪个?从三个选项中选一个吧。

 1 应该吃,可以吸收营养。

 2 不要吃,对身体不好。

 3 只吃甜食比较好。

答案在下一页!

应该吃有营养的零食，但是不宜多吃。

　　大家经常在饭前饭后感到肚子饿。这是因为身体在发育时期，需要大量营养，可以适当吃点零食。但是，商店贩卖的甜食、坚果类零食不宜吃得太多。糖分过多的零食会提高血液中的糖分，到吃饭时间就没有食欲了。

　　这样不但不能补充营养，还会导致营养不足。早饭没有喝牛奶，那么可以稍后喝点酸奶作为零食，这样就能补充饭桌上没有摄取的营养。水果等含维生素较多的食物也是不错的选择。

100克食物中包含的糖分

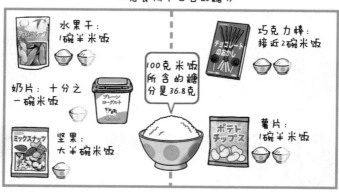

水果干：1碗半米饭

巧克力棒：接近2碗米饭

奶片：十分之一碗米饭

100克米饭所含的糖分是36.8克

坚果：大半碗米饭

薯片：1碗半米饭

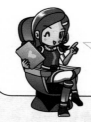

　　吃掉的过量糖分会转化为脂肪储藏在皮肤下面，这就是导致肥胖的原因。

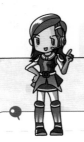

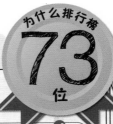

"香味" 真的能让人心情平静吗？

甜甜的花香、诱人的咖喱香，香味种类繁多，它们真的能让人心情平静吗？

你觉得答案会是哪个？从三个选项中选一个吧。

1 真的，这也是催眠术的一种。

2 真的，很多人都在用这种方法。

3 假的，香味和心情没有关系。

答案在下一页！

答案是

2

真的，这是一种广为人知的名叫"芳香疗法"的方法。

你有没有因为香皂、熏香、红茶的香味而感到心安、舒适呢？研究表明，香味能够使人兴奋，或者使人平静。

有一类名叫香草的植物带有各种香味，人们从这类植物中提取"精油"，用作润肤霜、按摩油、沐浴露等。这类植物含有的香味能够使人精神放松，而这种方法就叫"芳香疗法"。

芳香疗法起源于古埃及和古印度，成熟于20世纪的法国，之后流行于世界各地。

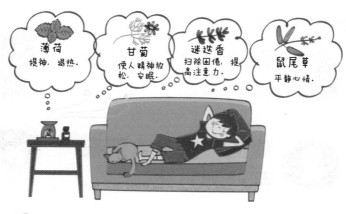

薄荷
提神，退热。

甘菊
使人精神放松，安眠。

迷迭香
扫除困倦，提高注意力。

鼠尾草
平静心情。

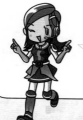

香草有很多种类。例如闻了甘菊的香味后，会更容易睡着；薄荷的香味则能让人的精神焕然一新。

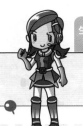

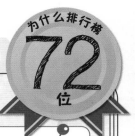

睡前玩游戏会导致睡不着吗?

你喜欢玩游戏吗? 有通宵玩过吗? 玩游戏和睡眠有什么关系呢?

你觉得答案会是哪个? 从三个选项中选一个吧。

1 不会,玩游戏和睡眠没有关系。

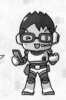

2 不会,恐怖游戏反而更能睡着。

3 会的,无论什么游戏都会影响睡眠。

答案在下一页!

答案是

3

会的。即使睡着了大脑也没有得到充分休息。

　　大脑和身体在白天保持兴奋状态，到了晚上会进入休息状态，这叫作"生理节律"。到了晚上，为了让大脑和身体休息，全身的神经都自动准备进入睡眠。但是玩游戏会让大脑兴奋。睡前大脑过于兴奋就无法进入休息状态，影响睡眠质量。

　　睡眠不足会使身体难受、大脑迟钝。长此以往还可能得病，一定要注意。

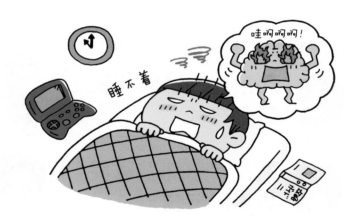

睡不着

哇呀呀呀！

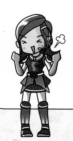

　　睡眠时身体会分泌"生长激素"，它不仅能够促进身体发育，还能养精蓄锐，增强抵抗力。带着平静的心情安然入睡是十分重要的。

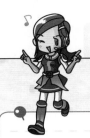

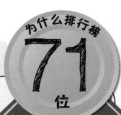

为什么在冷的地方
待久了会感冒?

在冷的地方穿太少就容易感冒。
寒冷会引起什么问题?

你觉得答案会是哪个? 从三个选项中选一个吧。

1 对病原体的抵抗力
下降了。

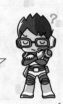

2 发抖会让病菌活
起来。

3 因为打喷嚏会容易
感冒。

答案在下一页!

1 寒冷会使对抗病原体的抵抗力下降。

　　我们身体里有着能够对抗病原体（细菌、病毒）的抵抗力（→82页）。但是寒冷会消耗体力，使抵抗力下降，无法抵御病原体入侵。

　　人体的正常体温在35～37℃。这是内脏和肌肉生理活动最适宜的温度。但是在寒冷环境下，体内的能量大都用来保持35℃以上的体温，从而丧失了和病原体抗争的抵抗力。如此一来，病原体更容易入侵，人就易患感冒。

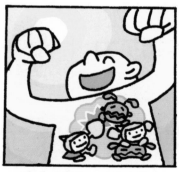

温暖环境下，对抗病原体的抵抗力较强。

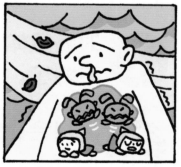

寒冷会消耗体力，使抵抗力变弱。

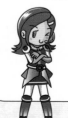

　　病原体中的病毒，能够耐干燥、低温，在冬天更活跃。可人类在寒冷环境下容易消耗体力，使抵抗力下降。因此冬天更容易感冒。

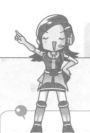

179 人气值

为什么感冒时会喉咙痛?

为什么会喉咙痛呢? 很多人都想过这个问题,
到底是为什么?

你觉得答案会是哪个? 从三个选项中选一个吧。

1 喉咙正在和病原体抗争。

2 病原体分泌了产生痛觉的物质。
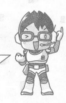

3 病原体堵塞了喉咙的血管。

答案在下一页!

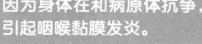

因为身体在和病原体抗争，
引起咽喉黏膜发炎。

感冒是由病原体引起的。空气中的鼻病毒、冠状病毒、腺病毒等侵入人体，引起感冒。口鼻是身体的入口，因此身体会在口鼻、咽喉处和病原体抗争。咽喉疼痛、流鼻涕的原因就在这里。

咽喉由一层湿润的薄膜（黏膜）覆盖着。特别是鼻病毒和腺病毒附着在黏膜上，会刺激咽喉的神经，引起疼痛。

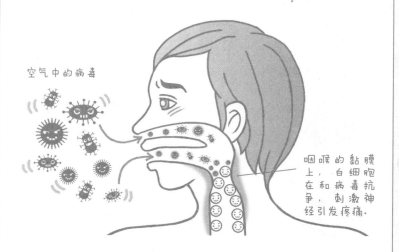

空气中的病毒

咽喉的黏膜上，白细胞在和病毒抗争，刺激神经引发疼痛。

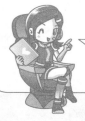

身体里的白细胞会和病毒抗争。白细胞将咽喉处的病毒杀死后，融进痰中排出。流鼻涕也是将病毒从身体中排出的反应。

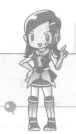

180人气值

为什么打预防针能预防疾病呢?

乙型脑炎、麻疹、流感……这些疾病可以通过打预防针进行预防。

你觉得答案会是哪个? 从三个选项中选一个吧。

1 打针后，皮肤能将病原体挡在外面。

2 预防针里有对抗病原体的毒药。

3 打针后身体会具备与病原体抗争的能力。

答案在下一页!

预防针里带有虚弱的病原体，会让身体锻炼出与病原体抗争的能力。

预防针里带有对应疾病的虚弱病原体（引起该疾病的细菌或病毒）。例如接种BCG（卡介苗），它是将引起结核病的结核杆菌变得虚弱之后，打入身体中。

如果是正常的结核杆菌进入身体，就会引起结核病。但是削弱了毒性的结核杆菌进入身体后，并不会使身体患病，还会使身体中产生"抗体"。将来遇到真正的结核杆菌时，这种抗体就能战胜病菌。

像这种含少量毒性的病原体，注入身体后能产生抗体的注射剂，称作疫苗。

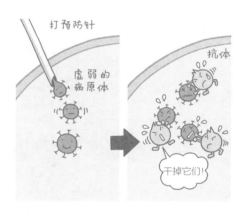

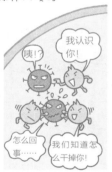

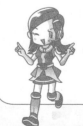

1796年，英国医生爱德华·詹纳成功地将牛痘病毒接种到人体，以预防天花病毒，他被后人称为"免疫学之父"。

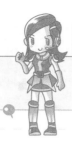

"对身体有好处的饮食"是怎样的?

人们都说吃蔬菜对身体好，但也不可能每天只吃蔬菜。
怎样的饮食才是健康的?

你觉得答案会是哪个? 从三个选项中选一个吧。

1 早饭一定要有牛奶和香蕉。

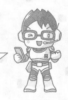

2 每天吃多种食物。

3 同时吃热的食物和冷的食物。

答案在下一页

每天吃多种食物，营养均衡才健康。

人体必需的营养素分为五大类，它们是碳水化合物、脂肪、蛋白质、维生素、矿物质，合称五大营养素。

米饭、面包、砂糖里含有大量的碳水化合物。食用油、黄油中含有脂肪。它们都是生理活动必不可少的能量来源。蛋白质来自肉类、鸡蛋、豆腐等食物，它们构成肌肉和血液。维生素和矿物质能调节身体平衡，辅助其他营养素。蔬菜、水果、海藻、乳制品、蘑菇里含有多种维生素与矿物质。每天营养均衡的饮食才能保证身体健康。

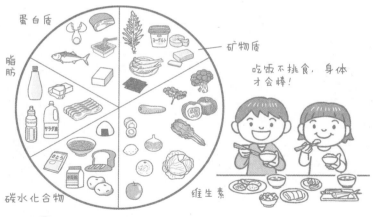

吃饭不挑食，身体才会棒！

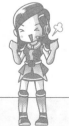

碳水化合物是维持生命的必需元素，多余的碳水化合物会转换成脂肪储存起来。碳水化合物摄入过多可能导致肥胖。

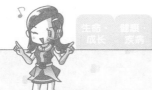

185 人气值

古代女人用什么化妆?

在古代没有粉底和口红
她们用什么化妆呢?

你觉得答案会是哪个? 从三个选项中选一个吧。

1 她们天生丽质，根本不化妆。

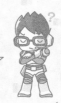

2 从植物、矿物中提取的颜料。

3 把彩色的纸贴在脸上。

答案在下一页!

答案是

2

从植物或矿物中提取出带颜色的物质，再加工成古代化妆品。

无论东方还是西方，人们很久以前就会在皮肤上化妆让自己看起来更美丽。

妆粉，也就是让皮肤看起来更白皙的"粉底"，多由"米粉"和"白铅粉"做成。但是白铅粉有毒性，长时间使用会损伤皮肤。但古代上流人士为了美貌，依然竞相使用。

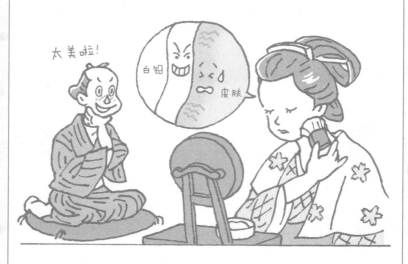

太美啦!

白铅

皮肤

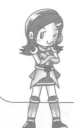

除了作为"粉底"的妆粉，还有画眉的黛粉是从烧焦的柳枝或矿物中提取的，画腮红和口红的胭脂是从叫"红蓝"的花朵中提取的。

40

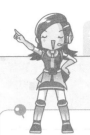

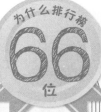

193 人气值

能只靠骨骼区分男女吗?

男孩有小鸡鸡,女孩没有。能只靠骨骼区分男女吗?

你觉得答案会是哪个? 从三个选项中选一个吧。

1 不能只靠骨骼区分。

2 能从脚的无名指形状区分。

3 能从腰部的骨骼形状区分。

41

答案在下一页!

能从骨盆（腰部的骨骼）的形状区分。

　　男女骨骼的差异表现在骨盆（腰部的骨骼）处。虽然不同人之间有细微的差异，但总体来看男性的骨盆两侧窄而深，女性的骨盆两侧宽而浅。

　　那么，为什么骨盆的形状会有这种差异呢？骨盆就像一种容器，从下方支撑着内脏。女性怀孕以后，骨盆还需要支持胎儿，所以骨盆更宽。

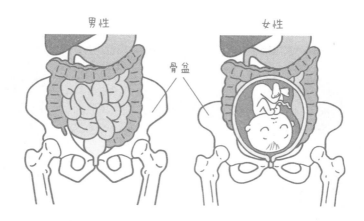

男性　　　　　　　　　女性

骨盆

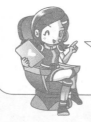

　　骨骼有多种功能。脊椎骨主要用来支撑人体，头骨用来保护大脑，胸部的肋骨用来保护肺和心脏。

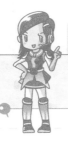

194 人气值

为什么需要防晒？

商店里有很多防晒霜。被阳光晒太多会怎样？

你觉得答案会是哪个？从三个选项中选一个吧。

 1 容易打喷嚏。

 2 容易流汗。

 3 皮肤会被晒伤。

答案在下一页！

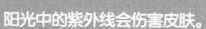
阳光中的紫外线会伤害皮肤。

阳光会晒黑皮肤，是因为阳光中含有力量很强的紫外线。

到达地面的紫外线有A和B两类，引起晒黑的紫外线是A类。A类紫外线会刺激皮肤的色素细胞产生黑色素，这就是被晒黑的原因。另外B类紫外线会损害皮肤。长时间晒太阳，皮肤会晒伤发红，产生色斑、雀斑，皱纹增多，还可能出现皮肤癌。

☆色素细胞是合成色素的细胞。

A类紫外线：晒黑皮肤

B类紫外线：晒伤皮肤

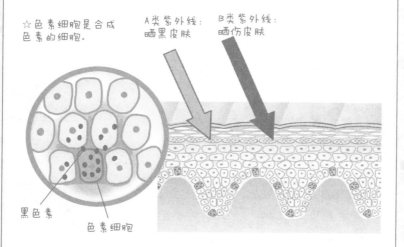

黑色素

色素细胞

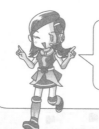

适量的紫外线对人体也是必要的。照射在紫外线下能够帮助身体合成维生素D。维生素D不足会影响骨骼发育，引起驼背、骨质疏松等问题。

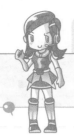

冷汗和普通的汗有什么不同？

紧张时出的汗叫冷汗，和运动后出的汗相比，
它们有什么不同呢？

你觉得答案会是哪个？从三个选项中选一个吧。

1 两种汗是一样的。

2 冷汗比普通的汗要冷。

3 感觉冷时出的汗才是冷汗。

答案在下一页！

答案是

1

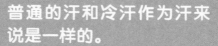

普通的汗和冷汗作为汗来说是一样的。

普通的汗和冷汗，它们在成分上是一样的，只是出汗的原因不一样。普通的汗一般是因为感到热，排出汗水降低体温。而冷汗则是在紧张、慌张时出的汗。出冷汗时皮肤的温度和平常没有区别，有时候还会起鸡皮疙瘩，皮肤的温度可能比平时更低。

紧张会刺激大脑活动，血液集中到头部，使头和脸的温度上升。这时大脑会误以为身体变热，因此发出排汗的命令。

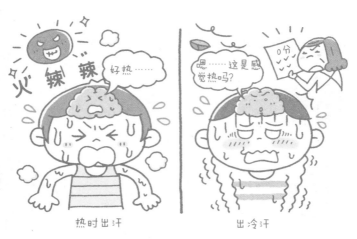

热时出汗　　　　　　　　出冷汗

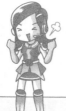

冷汗大多出现在额头、腋下、手掌、后背等部位。漫画中表现人物慌张时出的汗就是冷汗。

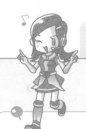

200 人气值

为什么说喝酸奶对身体好?

酸奶是有名的健康食品。这种用牛奶制作的
食品为什么对身体好呢?

你觉得答案会是哪个? 从三个选项中选一个吧。

 酸味有助消化。

 含有对身体有益的细菌。

 含有所有营养。

答案在下一页!

答案是

2

它含有能够对抗有害细菌的"乳酸菌"。

酸奶是含有"乳酸菌"的健康食品。我们身体里有很多有益菌，它们在努力抑制有害菌的增长。乳酸菌就是有益菌的代表之一。特别是乳酸菌中的双歧杆菌，能够促进肠道活动，调节肠道状态。因此，很多酸奶都加入了双歧杆菌，它能够改善某些疾病和便秘。

酸奶是在牛奶中加入乳酸菌，经过发酵（利用细菌的活动改善食品）制作而成。所以酸奶和牛奶一样含有多种营养。

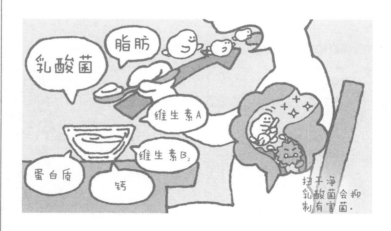

脂肪

乳酸菌

维生素A

维生素B₂

蛋白质

钙

扫干净
乳酸菌会抑
制有害菌。

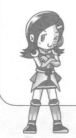

含有"乳糖"的牛奶喝多了会使肚子发胀，酸奶中没有乳糖。因此，不适合喝牛奶的人，可用酸奶代替牛奶补充营养。

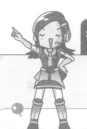
202 人气值

"细胞" 是
什么?

iPS细胞、万能细胞、癌细胞……我们经常听到细胞这个词，
那么细胞是什么呢?

你觉得答案会是哪个? 从三个选项中选一个吧。

1 溶解在血液中的
一种成分。

2 生产营养的一种
内脏。

3 组成生物体的基
本结构。

答案在下一页!

组成生物体的基本结构。
人体由约60兆个细胞组成。

除病毒外，所有生物均由细胞组成。每一个细胞就像是薄膜做的房间，房间中充满了液体。细胞的大小通常在0.01～0.1毫米。人体中有约60兆个细胞。

每个真核细胞都有自己的"细胞核"，核中有"染色体"。染色体是由生物的设计图——"DNA"（→10页）组成的。另外，细胞核周围还有"线粒体"，线粒体是生产能量的细胞器。

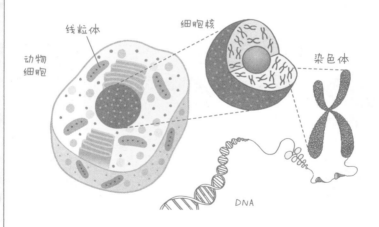

线粒体　　细胞核

染色体

动物
细胞

DNA

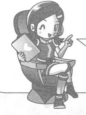

根据功能不同，每种细胞的形状和大小都不一样。杉树的花粉粒就是一个细胞，大小约为1毫米的百分之三。另外，鸡蛋也是一个"大块头"的细胞。

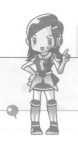

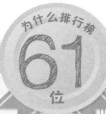

"看人脸色行事"中脸色是什么意思?

人们常说"看人脸色""察'颜'观色",别人脸上能看出什么呢?

你觉得答案会是哪个?从三个选项中选一个吧。

1 脸色是指表情,能看出别人的想法。

2 脸色是指精神状态,能看出别人是否健康。

3 脸色能看出是好人还是坏人。

答案在下一页!

答案是

1

这里的脸色是指表情，人的心理活动会通过表情表现在脸上。

人体所有肌肉的运动，都有生理作用，脸上的肌肉运动也不例外。例如，皱眉不仅可以表示愤怒、怀疑或痛苦，还可以使人闭上眼睛，避免看见内心拒绝接受的事物。抿紧嘴唇，除了表示不高兴，还可以在喝苦药的时候阻止本能向外吐的欲望。也就是说，我们每天见到的表情（脸色），除了能够表达情感之外，还直接或间接地拥有生理方面的作用。

大人常说，聪明的孩子懂得看人脸色。但是，也不应该过分跟随周围的环境，有时候坚持主见也是很重要的。

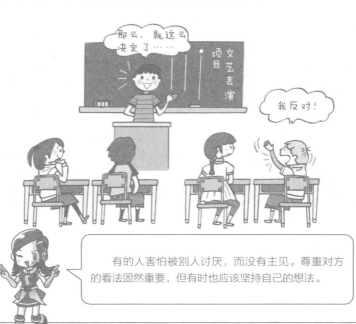

有的人害怕被别人讨厌，而没有主见。尊重对方的看法固然重要，但有时也应该坚持自己的想法。

如果一个人能活到80岁，下面的数字代表什么呢？

1 631152000次   这么陡的坡，哈——

2 175320000颗   噎住了，咳咳！

3 10227升（约10吨）喝得真多呀！

4 约2900000000次   偶尔跳动？不，一直都在跳动。

5 780次   去得越多，长得越快。

6 146100千米   一辈子会走这么多？

1 **呼吸次数（每吸气吐气算一次）**
每分钟大约15次，一天就是21600次。

2 **吃过的米饭的米粒数**
按每日6000粒计算。

3 **喝过的果汁量**
按每日一罐（350毫升）计算。合计10227升，等于一辆大型卡车的装载量。

4 **脉搏跳动的次数**
按每分钟70次计算，一天就是100800次。

5 **去理发店的次数**
按6～70岁，每月一次计算，一年12次。

6 **行走距离**
按每日5千米计算。从北京到广州约2000千米，相当于走了37个来回。

人 的 一 生

数
字猜谜

下面是关于人体的一些计数，你认为是什么呢?

1 10万根　　只有天知道?

2 2000平方厘米　　你确定是这个答案吗? 不改了吗?

3 50万根　　能数出来，还是猜的?

4 400毫升　　不看答案是想不到的。

5 9万千米　　应该不是你想的答案。

6 60平方米　　那么，答案是什么呢?

答案在下一页!

答案揭晓

1 ## 头发的数量
因人而异，每人8万~12万根。

2 ## 大脑表面展开后的面积
把大脑褶皱都展平后，有一张报纸那么大。

3 ## 全身的毛发数量
平均每平方厘米的皮肤里长有20根毛发。

4 ## 膀胱能够储存的尿量
成年人的膀胱容量在300~500毫升，差不多一瓶矿泉水的量。

5 ## 全身血管连在一起的长度
全部血管连在一起能够绕地球两圈以上，其中绝大多数都是毛细血管。

6 ## 把肺展开后的面积
竟然有20张单人床那么大。约7亿个像气球一样的"肺泡"构成了肺。

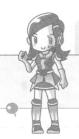

为什么有时看电视会感到头晕?

你有过这样的经历吗?
感觉又累又难受,这是为什么呢?

你觉得答案会是哪个? 从三个选项中选一个吧。

 1 现实和虚拟混乱了。

 2 屏幕上的强光刺激太厉害。

 3 看太久后会排出二氧化碳。

答案在下一页!

答案是

2 屏幕的强光使大脑受到刺激，感到头晕。

电视屏幕的亮度跟荧光灯差不多，长时间看电视，大脑和眼睛都会疲劳。有部动画让很多小孩子都产生了恶心难受的反应，还有人因此进了医院。因为动画片里红色蓝色交替闪烁的画面，对大脑和神经的刺激很强。

后来的动画在制作时都注意到了这一点，节目里也会出现"与屏幕保持距离""切勿长时间观看""观看时保持房间明亮"等提示语。

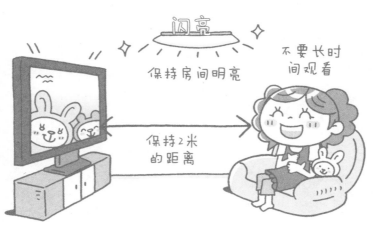

闪亮

保持房间明亮

不要长时间观看

保持2米的距离

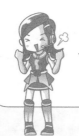

看电视时请保持2米以上的距离，防止眼睛疲劳。玩游戏时也同样要注意。

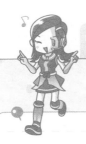

205 人气值

为什么要
做热身运动？

运动前要缓慢地伸展身体，
这是为什么？

你觉得答案会是哪个？从三个选项中选一个吧。

1 这样能够锻炼肌肉。
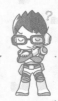

2 先刺激大脑，等会能更顺利地运动。

3 让身体变柔软，防止受伤。

答案在下一页！

答案是

3

伸展肌肉，让身体变柔软，防止受伤。

热身运动是缓慢活动身体、伸展肌肉的运动。

伸展肌肉时不能太快。肌肉在快速伸展时，会有缩回原状的反应，如果快速伸展肌肉，反而会损伤肌肉，起到反效果。一定要花时间、缓慢而认真地进行伸展运动。

充分伸展肌肉，能够扩大肌肉的活动范围，让身体变得柔软。这样一来，运动时就不太容易受伤。比如快要摔倒的时候，如果身体柔软，就能保持平衡，避免跌倒。

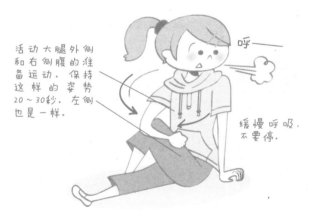

活动大腿外侧和右侧腹的准备运动。保持这样的姿势20～30秒。左侧也是一样。

呼——

缓慢呼吸，不要停。

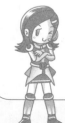

热身运动时要保持呼吸平稳，伸展身体后停住不动维持20～30秒。使劲伸展甚至感觉到疼痛的方法反而不好。

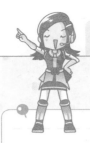

210 人气值

骨折后骨头是怎么接上的?

骨折后,用石膏固定住,过段时间就好了。
骨头是怎么接上的呢?

你觉得答案会是哪个? 从三个选项中选一个吧。

1 脂肪分解出物质接上的。

2 周围的肌肉把骨头接上的。

3 骨骼周围的血液凝固,把骨头接上。

答案在下一页!

答案是

3 骨骼折断处的血液凝固，产生接合骨骼的细胞。

　　发生骨折时，骨骼里的血管会破裂，血液流出来，在骨折处凝固。这时，骨折处会产生骨细胞，这种细胞附在凝固的血液上，形成一层软膜包裹着骨骼。

　　然后身体会把钙运往这里，钙是来自牛奶、虾皮等食物的营养元素。钙会堆积在软膜处，逐渐变硬。同时钙也会进入骨骼内部。慢慢地，骨骼就接上了。接合处会稍微粗一点。

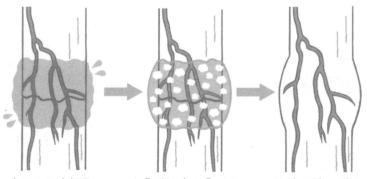

流出的血液凝固。

在骨折处产生骨细胞，裹住骨头。

运输钙质，使软膜凝固。

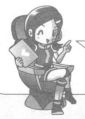

　　生物在身体受伤、受损时，有着自动恢复如初的"再生能力"。骨骼是身体中再生能力特别强的组织。

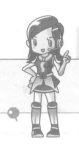

坐过山车为什么既害怕又兴奋?

过山车速度很快，在空中还会上下颠倒。为什么觉得害怕却又兴奋?

你觉得答案会是哪个? 从三个选项中选一个吧。

 1 因为知道安全，能够享受刺激。

 2 克服恐惧感就会很兴奋。

 3 速度感刺激大脑，带来兴奋。

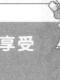

因为知道安全，能够享受刺激。

　　虽然嘴上喊着"好吓人！好害怕！"但大家还是愿意去坐过山车享受刺激，这是因为人们心里清楚安全是有保障的。如果有一辆不知道开往哪里的高速列车，也不知道安不安全，你会坐吗？一定会怕得不敢坐吧。

　　遇到平时没体验过的事，大脑和神经就会兴奋。乘坐过山车时的速度很快，平时没有体验过，所以大脑会很兴奋。安全环境下体验高速，新鲜的刺激感让人兴奋。

　　过山车的轨道做过安全处理，不会脱轨或落下，但是乘坐时一定要系好安全带。

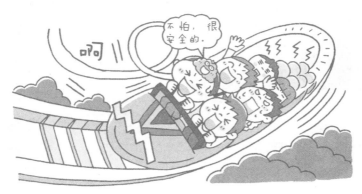

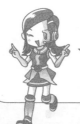

　　过山车一开始会爬升到高处，积蓄往下冲的能量，到了下车地点刚好用完能量。它的轨道就是这样设计的。

64

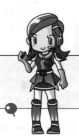

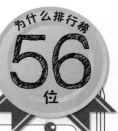

流感和普通感冒
有什么不同？

两种感冒都会咳嗽和发热。
它们有什么不同之处？

你觉得答案会是哪个？从三个选项中选一个吧。

1 一样的，重度感
冒就是流感。

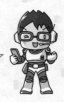

2 病原体不同。

3 发热时的感冒就
是流感。

65

答案在下一页！

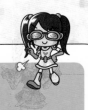

2 引起两种感冒的病原体不同。

　　患流感和普通感冒都会喉咙痛、咳嗽，因此有人可能会觉得它们是同样的感冒。其实引起这两种感冒的病原体不同。流感是由流感病毒引起的，普通感冒是由鼻病毒、冠状病毒、腺病毒等引起的。

　　病毒比结核杆菌（→36页）之类的细菌小得多，随空气传播。人在呼吸时病毒就会进入体内。如果缺乏与病毒抗争的力量（抵抗力），病毒会进入细胞搞破坏。

　　流感病毒的毒性更强，是一种会引发高热、重度感冒症状的危险病毒。

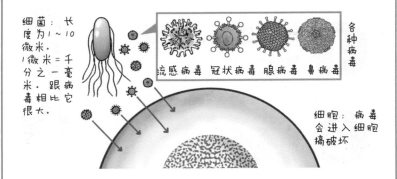

细菌：长度为1~10微米。1微米=千分之一毫米。跟病毒相比它很大。

流感病毒　冠状病毒　腺病毒　鼻病毒

各种病毒

细胞：病毒会进入细胞搞破坏

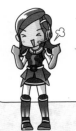

　　病毒和细菌不同，它只有进入细胞后，才能自我复制。1个病毒在一天内可以复制出10万个。

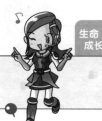

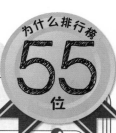

215 人气值

小孩儿的性格会像
父母吗?

人们经常说小孩儿长得像父母,特长也随父母。
那么性格也会跟父母类似吗?

你觉得答案会是哪个? 从三个选项中选一个吧。

 1 一起生活就会受到
影响。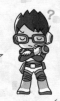

 2 不会, 像父母也只
是偶然。

 3 会, 性格完全是来
自遗传。

答案在下一页!

很多小孩儿的长相类似父母，但性格就不一定了。因为性格并不是来自遗传（→10页），而是由成长环境、交际经验决定的。

　　但是一般情况下，小孩儿和父母相处的时间最长，父母会给小孩儿性格的形成产生很大的影响。例如，父母是爱笑的人，小孩儿看见父母经常笑，自己也就可能成为爱笑的人，或者成为喜欢搞笑的人。

　　人类是群居动物。人在生活中，会持续受到身边其他人的影响。

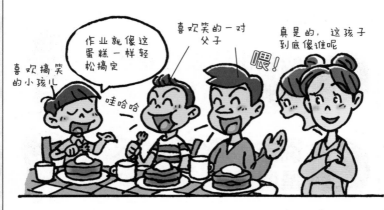

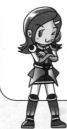

　　性格的形成是大脑决定的。因此，改变对自己的认识也会改变性格。甚至有的人随着性格的改变，还会发生相貌的改变。

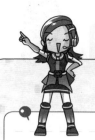

54 位

217 人气值

男子成年后为什么
声音变得低沉？

成年男子比未成年男子声音更低沉，这是为什么呢？

你觉得答案会是哪个？从三个选项中选一个吧。

1 成年以后，发声的地方会长大。

2 说话声音大就会变得低沉。

3 因为说话少，声音就低了。

答案在下一页！

在雄性激素的作用下，发声器官"声带"会长大。

男孩儿到了初中阶段，喉咙里的发声器官"声带"会成长，使得说话声音比以前低。这一阶段，身体里会产生雄性激素，身体会变得越来越像成年男子。这时喉咙上会出现"喉结"，声带变长，出现"变声"。

另外，声音是物体振动时发出的。人说话是由声带振动发出声音。就像敲打大鼓的声音比小鼓更低沉一样，大的声带发出的声音也更低。因此，成年男子的声音更低沉。

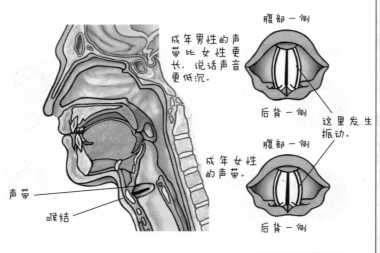

成年男性的声带比女性更长，说话声音更低沉。

腹部一侧

后背一侧

这里发生振动。

腹部一侧

成年女性的声带。

后背一侧

声带

喉结

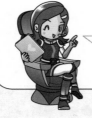

女性进入青春期后，一般声音也会比小孩儿时低一些，但是差异没有男性那样明显。

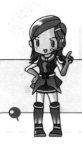

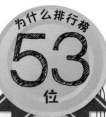

为什么活动身体后会感到累？

踢足球时跑来跑去，提着水桶走一段路，
人经过长时间剧烈运动就会觉得累。这是为什么？

你觉得答案会是哪个？从三个选项中选一个吧。

 1 肌肉变松弛了。

 2 肌肉里积累了"疲劳物质"。

 3 肌肉变冷了。

答案在下一页！

运动后，肌肉里积累了"疲劳物质"。

肌肉经过剧烈运动后，会积累很多"疲劳物质"——乳酸。过多的乳酸会让肌肉运动能力下降，即使神经传达了运动的命令，肌肉也无法顺利活动。

沐浴、按摩可以促进血液循环，为肌肉输送新鲜血液。这样一来，乳酸会被排出，肿胀感消除，肌肉也就恢复活力了。

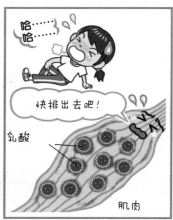

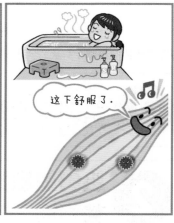

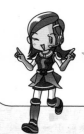

碳水化合物与脂肪是生产能量的原材料。缺乏它们也会导致疲劳，因此一定要好好吃饭。

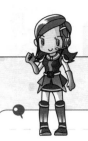

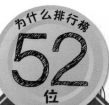

为什么排行榜

52位

219 人气值

人的心情会受颜色影响吗？

这个世界五彩缤纷，
各种颜色会影响人的心情吗？

你觉得答案会是哪个？从三个选项中选一个吧。

1 不会，颜色和心情没有关系。

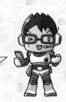

2 会，人在瞌睡的时候会有影响。

3 会，颜色和心情有关系。

答案在下一页！

答案是 3

会受影响，颜色和人的心情有紧密联系。

红色、橙色的衣服给人温暖的感觉，蓝色的碗、杯子看着很凉爽。颜色和人的心理活动是密切相关的。

红色让人联想到血和火，能够振奋心情，给人力量。绿色让人联想到森林，使人放松。蓝色能够平静心情。医院、店铺、公司大楼、图书馆等建筑物中的设计都是利用了这些特点。白色给人干净的感觉，紫色给人高贵的感觉，奶油色给人亲切的感觉。

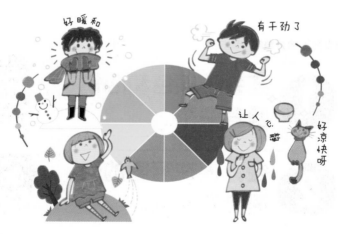

好暖和

有干劲了

让人心静

好凉快呀

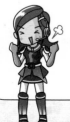

粉红色、橙色这种含有红色的颜色叫"暖色"，天蓝色、浅绿色这种含有蓝色的颜色叫"冷色"。暖色的桌布能够促进食欲，冷色的桌布则能抑制食欲。

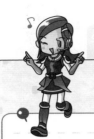

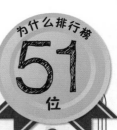

为什么有的人是胆小鬼?

有的人看见虫就会害怕,
为什么每个人害怕的东西不一样呢?

你觉得答案会是哪个?从三个选项中选一个吧。

 经验少,害怕的东西就多。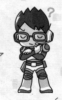

 经常害怕,养成了习惯。

 被宠坏了。

答案在下一页!

答案是

1

经验少、不知如何是好时，会感到害怕。

黑暗之中，有个浑身是毛的东西，两眼发光，盯着你！这时也许有人会怕得尖叫起来。但如果知道那是只宠物狗应该就不会害怕了。人们总是这样，对于未知的、未体验过的事物会感到害怕；而对于已知的、体验过的事物则不会害怕。

有的人会怕虫子或游泳池里的水。如果知道虫子对人无害，或者学会游泳以后，就不会怕它们了。

相反，也有清楚危险但仍然会害怕的情况，比如直觉感到有生命危险时。这是生物重要的本能。对高处、火苗的害怕就是本能反应。

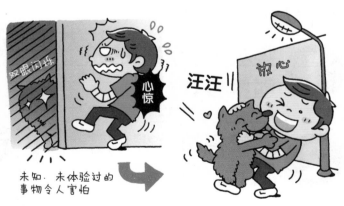

未知、未体验过的
事物令人害怕

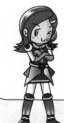

一些事物能让人想起小时候的可怕经历，这些事物也会让人感到害怕。另外丑陋的外表也会让人感到害怕。

76

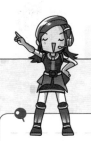

221 人气值

为什么有的食物闻起来香，有的闻起来臭？

有些食物很香，让人胃口大开，有些臭得让人不想接近。
这是为什么？

你觉得答案会是哪个？从三个选项中选一个吧。

1 吃起来香的食物闻起来才香。

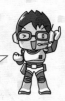

2 食物会散发出"香味物质"或"臭味物质"。

3 洗干净的食物闻起来就香了。

答案在下一页！

答案是

2

食物会散发出不同的化学物质，鼻子闻起来会产生香或臭的感觉。

　　什么东西闻起来香？什么东西闻起来臭？对于食物，能吃的一般闻起来有香味，腐败的、不能吃的闻起来大多会有臭味，是这样吗？

　　像是面包、肉类会散发出含有醇类、酯类等香味物质，而腐败的食物多由微生物发酵产生硫化物等臭味物质。不过，也有像榴莲、臭豆腐这样闻着臭，但吃起来香的食物，不知道你喜欢吃吗？

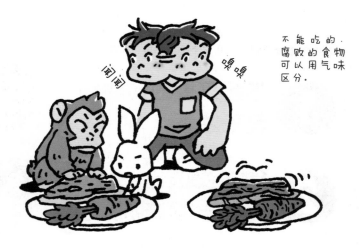

闻闻

嗅嗅

不能吃的、腐败的食物可以用气味区分。

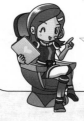

　　腐败的食物的气味是微生物分解食物时散发的。但是，也有没腐败但也会引起食物中毒的细菌。因此，不要吃过期食品。

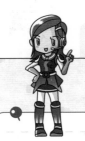

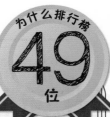

人的心情会受音乐影响吗？

在学校里唱歌、演奏乐器，平时听见的动画主题曲、流行歌曲等，音乐真是多种多样。

你觉得答案会是哪个？从三个选项中选一个吧。

 1 不会，音乐和心情没关系。

 2 感觉受影响是错觉。

 3 节奏和旋律会影响心情。

答案在下一页！

会受影响，人会因音乐兴奋、平静、悲伤。

人在听进行曲时，会心潮澎湃；听节奏强烈的乐曲也会兴奋不已。你有过这种体会吗？人的心情、状态，会受到音乐旋律、节奏的影响，并因此改变。有的音乐让人心静，有的音乐让人紧张，有的音乐让人悲伤，有的音乐让人烦躁。很早以前，人们就利用音乐这种不可思议的力量，创作了摇篮曲、战斗助威曲等。

到了20世纪，人们开始了对音乐与精神联系的系统研究，之后明白了音乐对大脑、心脏确实能产生影响。如今人们也会用音乐来治疗心理疾病，这种治疗方法叫作"音乐疗法"。

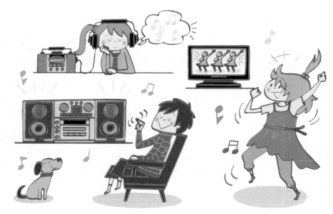

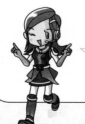

写于2000多年前的《圣经·旧约》里有用音乐治疗疾病的记载：国王在听了弦乐器竖琴的演奏后，病就好了起来。

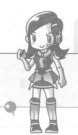

223 人气值

为什么有的人容易感冒，而有的人不会感冒？

班上流行感冒，但有的人就是不会感冒，
这是为什么？

你觉得答案会是哪个？从三个选项中选一个吧。

1 有的人感冒了自己不知道而已。

2 每个人的体质和抵抗力不同。

3 喉咙黏膜的厚度不同。

答案在下一页！

答案是

2

每个人的体质和抵抗力不同。

我们身边有大量引起感冒的病原体，但我们并不会每天都患上感冒。因为我们身体里有"免疫细胞"，它们每天都在和侵入身体的病原体抗争，避免人体患病。

例如血液中的"白细胞""淋巴细胞"就是免疫细胞的一种。它们会吃掉体内的病原体。免疫细胞足够强时，身体就具有对抗疾病的"抵抗力"。相反，身体不好时，免疫细胞的作用会下降。因此，是否容易感冒，和每个人的体质与抵抗力有关。

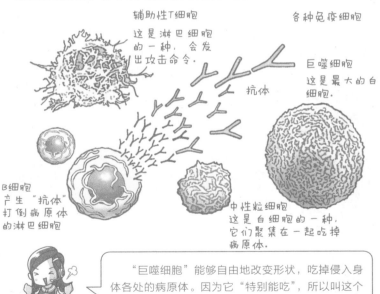

辅助性T细胞
这是淋巴细胞的一种，会发出攻击命令。

各种免疫细胞

抗体

巨噬细胞
这是最大的白细胞。

B细胞
产生"抗体"打倒病原体的淋巴细胞

中性粒细胞
这是白细胞的一种，它们聚集在一起吃掉病原体。

"巨噬细胞"能够自由地改变形状，吃掉侵入身体各处的病原体。因为它"特别能吃"，所以叫这个名字。

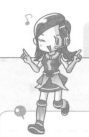

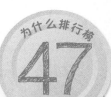
224 人气值

花粉症是
什么?

每年都有很多人患上花粉症,
这是怎么回事?

你觉得答案会是哪个? 从三个选项中选一个吧。

1 将花粉认作异物的
过敏反应。

2 体内积攒了一定量
花粉后引起的。

3 闻了太多花香引
起的。

答案在下一页!

是一种将花粉认作异物的过敏反应。

花粉症是由植物的花粉引起的一种过敏反应。过敏反应是某种物质进入身体后，人体产生了过于敏感的反应，包括打喷嚏、流鼻涕、头痛、发热等症状。

在日本花粉症患者很多，主要是杉花粉引起的。杉树是一种长得笔直的树，常用作建筑材料，在日本分布很广。当限制砍伐以后，日本山林中的杉树越来越多，因此花粉也就变多了。

空气中的花粉过多时，曾经没有过敏反应的人也可能因为体质不同而出现花粉症。最近也有虫子、粉尘引起的花粉症。

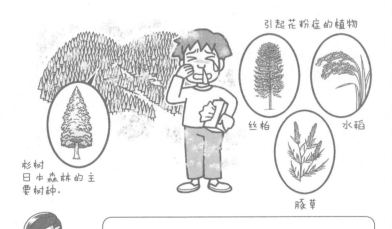

引起花粉症的植物

丝柏

水稻

豚草

杉树
日本森林的主要树种.

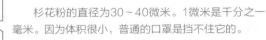

杉花粉的直径为30~40微米。1微米是千分之一毫米。因为体积很小，普通的口罩是挡不住它的。

84

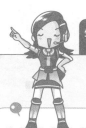

234 人气值

吃了"笑菇"会怎样?

"笑菇"是一种毒蘑菇,
吃了真的会笑吗?

你觉得答案会是哪个? 从三个选项中选一个吧。

1 吃了后什么都觉得好笑, 笑个不停。

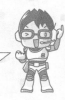

2 出现脸部抽筋, 看起来像在笑。

3 感觉心情好, 会去逗人笑。

85

答案在下一页!

答案是

2

因为中毒导致脸部抽筋，看起来像在笑。

　　"笑菇"是动画片中的蘑菇，并不存在。但是真实存在的裸盖菇类是一类毒蘑菇，吃下去后，会精神错乱，神经兴奋。脸部肌肉可能会发生痉挛，看上去就像在笑一样。当然，那并不是觉得好笑的笑脸。

　　"笑菇"的生长季节是春秋季，有些生长在牛马的粪便上，是一种细小的蘑菇。虽然这种蘑菇看上去不好吃，也不会长在干净的地方，但千万注意不要误食。

○ 各种毒蘑菇

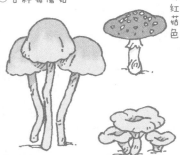

毒蝇伞
红色的伞状蘑菇，上面有白色的小疙瘩

月夜菌
长在阔叶树的倒树上。

火焰茸
在日本、中国、爪哇都有发现。内部白色。

裸盖菇
高5~10厘米，常见于夏季和秋季。

鹿花菌
生长在针叶林及落叶林的沙质土壤。

簇生黄韧伞
群生于腐木桩旁。

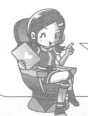

　　"笑菇"的毒是一种神经毒素，名叫"裸盖菇素"。它与同种类的毒蘑菇统称为"迷幻蘑菇"。

86

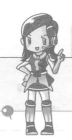

吃了东西立刻睡觉对身体不好，是真的吗？

长辈常说"吃完就睡不胖半斤也胖四两"，
这样真的对身体不好吗？

你觉得答案会是哪个？从三个选项中选一个吧。

1 真的，以前有个人就这样胖成猪了。

2 真的，胃会受不了。

3 假的，立刻睡觉没什么不好的。

答案在下一页！

答案是

2

刚吃完饭就躺下睡觉，易导致胃下垂，引起胃部不适。

吃饭后身体为了消化食物，血液会流向肠胃。所以饭后常感觉很困。若此时就躺下睡觉，胃里满满的食物就会倒过来，造成胃的负担，引起胃部不适。这时如果运动，血液会流向肌肉，也会影响消化。所以饭后保持休息状态比较好，但可不能躺下睡觉。

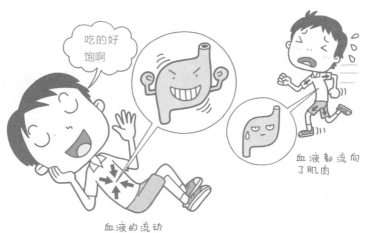

吃的好饱啊

血液都流向了肌肉

血液的流动

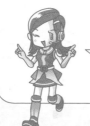

侧躺的时候，一般建议让身体右侧向下比较好。因为胃是从左上朝向右下的，这样食物更易流向胃的出口。

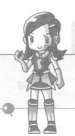

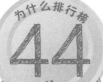

237 人气值

为什么人能尝出各种味道？

美食有各种各样的味道。
为什么人能够分辨出不同的味道呢？

你觉得答案会是哪个？从三个选项中选一个吧。

1 不同食材的颜色组合不同。

2 不同食材的成分对感官有不同刺激。

3 不同食材的口感不同。

答案在下一页！

2 不同食物对舌头的刺激不同。

舌头上有感知味道的器官"味蕾"。味蕾上有很多细小疙瘩，这些地方接触到食物后，会因成分、温度的不同产生不同的刺激。这种刺激的细微差别传递给大脑后，人们就能感知出不同味道。

味觉和鼻子对气味的感知（嗅觉）也有很大关系。吃东西时对食物的感知，是味觉和嗅觉共同作用的结果。

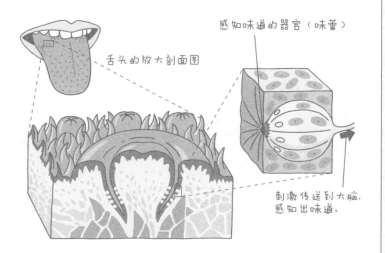

感知味道的器官（味蕾）

舌头的放大剖面图

刺激传送到大脑，感知出味道。

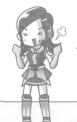

舌头是由肌肉组成的。为了方便咀嚼，舌头能够上下左右移动食物。舌头的表面粗糙，食物不易滑动。

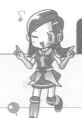

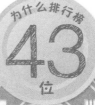

为什么不能长时间憋气?

我们能忍住肚子饿、瞌睡,
但不能长时间憋气,这是为什么呢?

你觉得答案会是哪个? 从三个选项中选一个吧。

1 肺会被压坏。

2 气管会被堵住。

3 身体无法再产生能量。

91

答案在下一页!

答案是 3

没有氧气供给，身体无法
产生能量。

人为什么要呼吸？这是为了使身体产生必需的能量。人类通过空气中的氧，以及体内的"葡萄糖"来制造供身体活动的能量。憋气不呼吸，氧气无法进入人体，大脑、心脏都会因能量不足而无法活动，要不了多久人就会死亡。

葡萄糖是由米饭、面包等食物中富含的"碳水化合物"经消化吸收后转化而成的。它会储存在身体里，所以我们并不需要不停地吃饭。但氧几乎无法储存，所以人每时每刻都要呼吸。

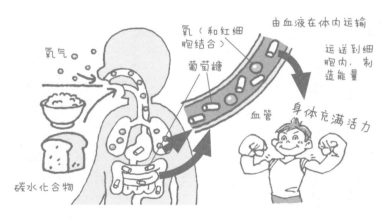

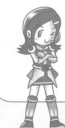

吸气和呼气统称为"呼吸"。这个过程包括吸入氧气，用氧和葡萄糖生产能量，再靠呼气排出生产能量时产生的二氧化碳。

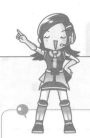

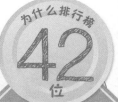
239 人气值

是否有异性缘是天生的吗?

你周围是否有很受异性欢迎的人，也有没异性缘的人?
他们的不同之处在哪里呢?

你觉得答案会是哪个? 从三个选项中选一个吧。

 1 基因决定了是否有异性缘。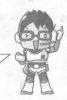

 2 不是天生的。

 3 用了神奇的异性缘药，就会有异性缘。

答案在下一页!

有人很受异性喜爱，这种人是有"异性缘"。首先，我们为什么会喜欢异性呢。这是为将来结婚、生育后代而做的准备。因此，人们会倾向爱上能够与自己一起经营家庭、守护孩子、可靠又温柔的异性。

　　但是，什么是可靠，什么是温柔，这些问题的标准会随着人的成长逐渐改变。也就是说，有异性缘并不是天生的。因为某件事突然变得有异性缘也是很常见的。

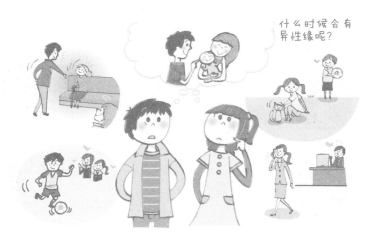

什么时候会有异性缘呢？

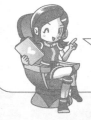

　　人的眼睛在看到有兴趣的事物时，瞳孔会放大。也有研究结果表明，人在看到喜欢的对象时，瞳孔会变大。让异性对自己产生兴趣，就是获得异性缘的第一步。

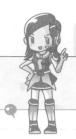

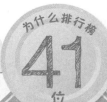

两只耳朵接收到的声音状态不同。

　　声音是物体振动的产物。物体振动使空气振动，空气的振动传达到耳朵里，耳朵里的鼓膜也随之振动。这种振动信号传达给大脑，人就听到了声音。

　　我们能够辨别声音传来的方向，是因为有两只耳朵，每只耳朵接收到的声音状态不同。例如声音出现在右边，右边的耳朵会比左边的耳朵更早接收到声音。而且身体每时每刻都在发生细微的活动，随着身体活动，声音听起来也不一样。这种变化能够使人辨别出声音的正确方向。

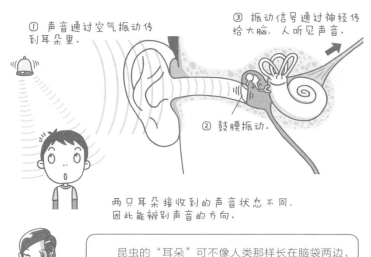

① 声音通过空气振动传到耳朵里。

③ 振动信号通过神经传给大脑，人听见声音。

② 鼓膜振动。

两只耳朵接收到的声音状态不同，因此能辨别声音的方向。

　　昆虫的"耳朵"可不像人类那样长在脑袋两边，蚊子的"耳朵"长在触角上，蟋蟀的"耳朵"长在腿上。不过昆虫的"耳朵"只能分辨节奏。

人体部位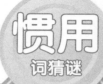

惯用词是长期以来人们约定俗成的说法。下面方框中缺失的字，请从底部的字中选择吧。

1 姐姐一吃零食就停不下□。

2 考试考了一百分，□上特有光。

3 对手太厉害，根本无法还□。

4 他害怕老师，课堂上□惊胆战。

5 同桌写的字太漂亮了，让我瞠目结□。

6 输掉了比赛，她不甘心地咬紧嘴□。

7 妈妈总是教训她，但她充□不闻。

8 那个人很没礼貌，经常张□就骂。

□ 嘴 唇 舌 脸 手 耳 心

答案在下一页！

答案揭晓

1 嘴
停不下嘴

形容好吃的东西吃上瘾。

2 脸
脸上有光

形容自豪、有面子。

3 手
无法还手

形容打不过对方。

4 心
心惊胆战

形容慌乱、害怕。

5 舌
瞠目结舌

形容吃惊的样子。

6 唇
咬紧嘴唇

形容不甘心的模样。

7 耳
充耳不闻

有意不听取别人的意见。

8 口
张口就骂

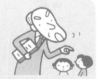
形容骂人凶狠的模样。

人体部位

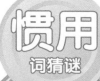

惯用
词猜谜

惯用词是长期以来人们约定俗成的说法。下面方框中缺失的字，请从底部的字中选择吧。

1 被妈妈教训了一通，我感到抬不起□。

2 弟弟被冤枉又无法反驳，真是百□莫辩。

3 听说他手术成功了，我□里的石头才落地。

4 我们是推心置□的好伙伴。

5 这个月的零花钱不够，她已经捉襟见□了。

6 弟弟太调皮，姐姐常常束□无策。

7 她稍微运动一下就□酸背痛。

8 今天晚饭时妈妈又要大显身□了。

口　头　肘　腰　手　手　腹　心

答案在下一页！

答案揭晓

1 头

抬不起头

形容羞愧，没脸见人。

2 口

百口莫辩

即使长了很多嘴也辩解不清。

3 心

心里的石头落地

形容放心，如释重负。

4 腹

推心置腹

比喻以至诚待人。

5 肘

捉襟见肘

衣服破烂，拉一下衣襟就露出胳膊肘儿，比喻经济困难。

6 手

束手无策

形容找不到办法克服困难，毫无办法。

7 腰

腰酸背痛

形容全身疲劳。

8 手

大显身手

形容在某一领域显露本领。

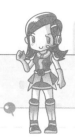

244 人气值

占卜真的灵验吗?

媒体节目、杂志上会有星座占卜,
社会上也有手相、名字的算命,这些真的灵验吗?

你觉得答案会是哪个? 从三个选项中选一个吧。

1 不灵,占卜都是胡说八道。

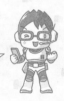

2 经常会灵验,应该相信。

3 根据心情或灵或不灵。

答案在下一页!

答案是

1

不灵，占卜都是胡说八道的。

　　星座、塔罗牌、算命等占卜从科学的角度来说是不可信的，没有确凿的证据显示其可靠性。但为什么占卜会存在至今呢？那是因为占卜可以改变人的心情。

　　例如，跟朋友吵架了，第二天心情低落，这时看到"会有好事发生"的星座占卜，可能会变得乐观，和朋友重归于好。当然，如果占卜写着"将会有厄运降临"，你是不是会忧心忡忡呢？

　　迷信占卜很危险，但只要把占卜当作一种建议或是娱乐，做出积极行动，也未免不是一件好事。

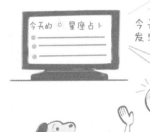

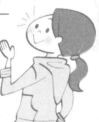

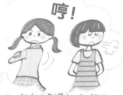

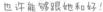

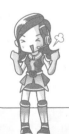

　　人的心情是由大脑决定的。如果大脑认为"努力试试吧"，那么心情也可能多云转晴。

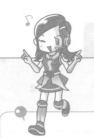

为什么人不会忘记跑步、骑自行车的方法?

被大人叫去买东西,可能走出去就忘记要买什么了。
但人却不会忘记怎么骑自行车,这是为什么?

你觉得答案会是哪个?从三个选项中选一个吧。

1 这是靠脊椎骨记忆,而非大脑记忆的。

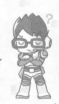

2 反复多次后,身体记住了。

3 运动神经记住了。

答案在下一页!

2 反复的身体运动会记忆在小脑。

人在成长中会记忆很多事情。怎么跑步，怎么骑自行车，怎么游泳。这是反复多次以后，"身体记住"的记忆。这叫作"程序记忆"。

程序记忆会被记忆在大脑深处的"小脑""核壳""尾状核"等部位。特别是运动、行为的程序记忆，是由小脑记的。

人之所以能够一边做习惯的事一边想别的事情，是因为负责程序记忆的是小脑。这种部位是猫狗等动物也具有的，所以它们也不会忘记跑、跳的方法。

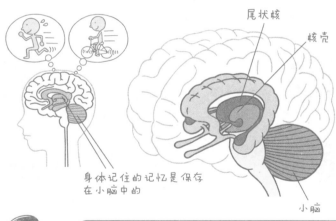

尾状核

核壳

身体记住的记忆是保存在小脑中的

小脑

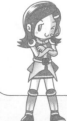

可怕的经历是记忆在大脑深处的"杏仁核"里，很难忘记。通过学习得到的知识则是"语义记忆"，储存在大脑侧面的"颞叶"里面。

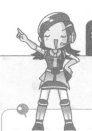

250 人气值

为什么婴儿出生时会哭呢?

刚出生的婴儿会红着脸大声哭泣。
他们为什么哭得这么惨呢?

你觉得答案会是哪个? 从三个选项中选一个吧。

1 周围很多陌生人围着他。

2 裸着身体很冷。

3 第一次呼吸, "太兴奋了"。

答案在下一页!

答案是

3 离开母体后第一次呼吸，"太兴奋了"。

婴儿离开母体后，第一件必须做的事就是呼吸。婴儿在第一次吸入空气的时候，会"兴奋"得哭起来。

婴儿在母亲体内时，不会用口鼻呼吸。他通过与母亲身体连接的"脐带"获取氧，然后再通过脐带把二氧化碳返还给母亲。

但是当离开母体后，就必须靠自己呼吸。遇到刚出生不会哭的婴儿，医生会用手拍打他的屁股让他哭，这是为了让他顺利呼吸。

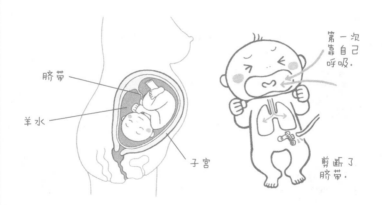

脐带

羊水

子宫

第一次靠自己呼吸。

剪断了脐带。

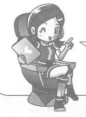

婴儿在母亲体内时位于名叫"子宫"的器官内。子宫里充满了名为"羊水"的液体，婴儿没办法在里面用口鼻呼吸。

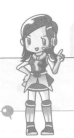

255 人气值

"心想事成"中的"心"在什么地方?

有个词叫"心想事成",其中"心"是什么?
身体里有这个部位吗?它在什么地方?

你觉得答案会是哪个?从三个选项中选一个吧。

1 "心"就是心脏,在胸部。

2 "心"能思考,应该在脑部。

3 在身体正中央,肚脐附近。

答案在下一页!

"心"会产生丰富的感情变化，可以说"心"就是大脑。

"心"字同心脏的心，所以很多人认为"心"就是位于胸口的心脏。"心"的形状也经常用"♡"表示。

"心"是什么？知心朋友、温暖心田、推心置腹……有很多含有"心"字的词语。仔细想想这些词的意思，不难发现，"心"可以产生丰富的感情变化，如悲伤、喜悦、同情、憎恨、嫉妒，其实"心"就是产生复杂情感的大脑。

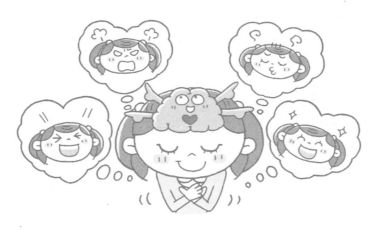

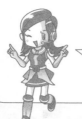

在英语中，heart同时表示"心"和心脏。心形符号也就是心脏的形状。

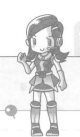

生命·成长　健康·疾病　身体　心理·感官　性别

为什么排行榜

36 位

259 人气值

被马蜂蜇第二次时为什么会有生命危险？

因被马蜂蜇而死亡的人几乎都是在第二次被蜇后死亡的，这是为什么？

你觉得答案会是哪个？从三个选项中选一个吧。

1 第一次蜇的毒留在身体里，毒性变强了。

2 第一次蜇的毒让身体变弱了。

3 第一次蜇的毒会让身体成为过敏体质。

109

答案在下一页！

答案是

3

第一次蜇的蜂毒会让身体成为
过敏体质，第二次蜇时出现过敏反应。

　　每年日本人因有毒生物而丧命的案例中，最多的就属中马蜂毒了。出现死亡的人几乎都是第二次被马蜂蜇。第一次被蜇时，人体会产生抗体来对抗蜂毒。当蜂毒第二次侵入身体时，抗体会和毒素抗争。虽然抗体能够对抗毒素，但随之会产生激烈的过敏反应，这就是"蜂毒过敏"。

　　严重的情况下，可能出现血压急速下降、呼吸困难。这是被自己身体的过敏反应所伤。但是，如果一次被大量马蜂蜇伤也是致命的，还有一些敏感体质的人也会反应激烈。

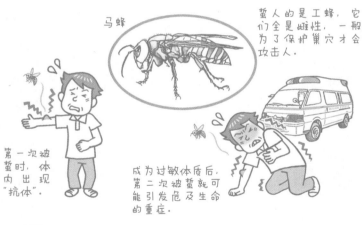

蜇人的是工蜂，它们全是雌性，一般为了保护巢穴才会攻击人。

马蜂

第一次被蜇时，体内出现"抗体"。

成为过敏体质后，第二次被蜇就可能引发危及生命的重症。

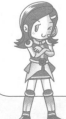

　　遇见马蜂巢穴，一定要保持在10米以外，不能靠近，这样它们不会主动攻击人。香水和深色衣服会刺激马蜂。

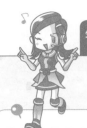

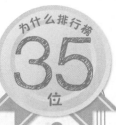

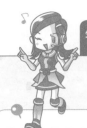

生命·成长　健康·疾病　身体　心理·感官　性别

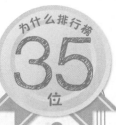

为什么排行榜

35位

260人气值

每个人的寿命长短都是天注定的吗?

有人长命百岁,有人英年早逝。
人的寿命长短都是天注定的吗?

你觉得答案会是哪个? 从三个选项中选一个吧。

 1 不是天注定的。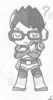

 2 是由大脑沟回的数量决定的。

 3 是天注定的。

答案在下一页!

答案是

1

寿命的长短因人而异，但不是天注定的。

　　有人能活到100岁，也有人因为交通事故、灾害而突然丧命。有人会觉得人的寿命长短是上天注定的，但事实并非如此。人生和命运不可能一开始就被决定，有的人身患重病但依然顽强地活着。

　　但寿命是有限的。根据大量人的寿命长短数据统计出的平均值叫作"平均寿命"。日本人的平均寿命是世界上最长的，达到了男性平均80.5岁，女性平均86.8岁。

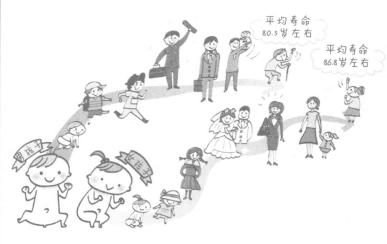

平均寿命
80.5岁左右

平均寿命
86.8岁左右

男孩子

女孩子

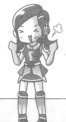

　　大约在500年前，人生只有短短50年，可见医学的进步是惊人的。愿我们都能过好每一天，让人生丰富多彩。

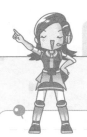

生命·成长　健康·疾病　身体　**心理·感官**　性别

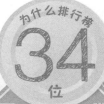

为什么排行榜

34 位

263 人气值

兄弟姐妹的性格为什么会不同?

在同一个家庭过着同样的生活,性格却不同,
这是为什么?

你觉得答案会是哪个? 从三个选项中选一个吧。

1 因为年龄不同,同样的年龄性格就一样了。

2 在家中的角色及朋友不同才不一样。

3 名字和出生月份不一样。

113

答案在下一页!

性格会因兄弟姐妹中的年龄、与朋友的关系而改变。

　　假如有一对喜欢足球的兄弟，弟弟不想输给哥哥，于是非常努力，逐渐形成了好强的性格。再如有一对喜欢画画的姐妹，姐姐因为经常教妹妹画画，逐渐形成了善于照顾人的性格。像这样的兄弟姐妹，虽然两人做同一件事，但因为立场不同，性格也会受到影响，逐渐改变。在学校一起玩耍的小伙伴也是这个道理。与人交流会对性格的形成产生很大影响。

　　但是家庭的影响更大。兄弟姐妹之间，也一定有很多性格上的相似之处。

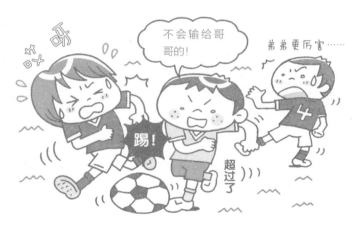

不会输给哥哥的！

弟弟更厉害……

踢！

超过了

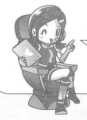

　　人在生活中扮演了各种角色。因此成长中，性格也会发生变化。例如读书会给思维模式带来影响。

114

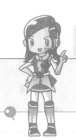

为什么紧张时会心跳加速?

运动会准备赛跑之前，或在大家面前演讲时，
可能会紧张得心跳加速，这是为什么?

你觉得答案会是哪个? 从三个选项中选一个吧。

1 紧张让神经兴奋。

2 感觉变得敏感了，听觉更灵敏。

3 血液集中到心脏去了。

115

答案在下一页!

答案是

紧张时神经变得兴奋，加速了心脏跳动。

某些生理活动并不受意识控制，是由"自律神经"（→176页）调节的。例如睡觉时呼吸会自然变得深而缓慢，心脏跳动也会减缓。

与此相反，身体准备活动前，呼吸会变得浅而急促，心跳也会加快，为全身输送血液。

人在紧张、兴奋、抑郁、嗜睡时，大脑的神经认知功能无法正常工作。自律神经会调节心脏，让心跳加速或减缓。

在紧张的情况下，自己也能感觉到心跳的加快。

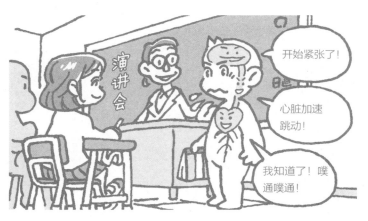

开始紧张了！

心脏加速跳动！

我知道了！噗通噗通！

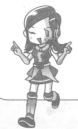

紧张时大脑会更活跃。因此，在面临重要的事时，一定程度的紧张能让事情更容易做成。

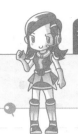

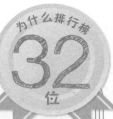

中了河鲀毒会怎么样?

有句话叫"舍命吃河鲀"。
河鲀肉虽然味道鲜美，但有毒……

你觉得答案会是哪个? 从三个选项中选一个吧。

 上吐下泻，持续一个月以上。

2 身体变硬，不能说话。

3 身体麻痹，无法呼吸，心跳停止。

答案在下一页!

答案是

3

身体麻痹，无法呼吸，心跳停止。

　　河鲀俗称河豚，是一种有剧毒的鱼类，它的毒存在于内脏中。有不少人因河鲀中毒而死。因此，烹调河鲀必须要有资格认证。

　　河鲀的毒素属于"神经毒素"。神经是连接大脑和全身各处的通路，神经毒素会破坏这些通路。神经的联系一旦被破坏，身体会麻痹，活动起来不听使唤。最后连呼吸和心跳都会停止。

　　河鲀在水里很灵活但游得很慢，遇到威胁时，身体会迅速膨胀。

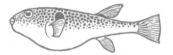

紫色多纪鲀：长约45厘米，毒性较强。

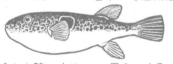

红鳍东方鲀：体长35～45厘米，有剧毒。

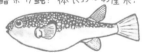

星点东方鲀：体长10～15厘米，毒性较强。

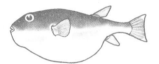

皱纹圆鲀：长约40厘米，无毒。

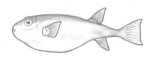

兔头鲀：长约35厘米，无毒，但不会用来做菜。

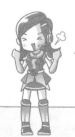

　　刚出生的河鲀没有毒性，它通过摄取海水中的微量毒素，在体内制造出毒性较强的毒素。河鲀的毒性强弱，会因性别和季节的不同而改变。

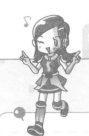

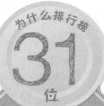
270 人气值

什么是
"动物辅助疗法"?

"动物辅助疗法"和动物
有什么关系呢?

你觉得答案会是哪个? 从三个选项中选一个吧。

 1 和动物一起相处,
治愈心灵。

 2 一种新的宠物商店。

 3 做成动物形状的人
气果冻。

119

答案在下一页!

答案是

1

和动物一起相处，让人的心灵得到治愈的疗法。

"动物辅助疗法"是指，通过让人和动物亲密相处，改善人的精神状况，帮助人恢复健康的一种治疗方法。

你有没有和宠物待在一起感觉心情平静、舒适的体验呢？和动物一起相处，能够让人的心灵得到治愈。"动物辅助疗法"源于美国，后来在日本也得到广泛使用。人们会带着动物到敬老院或残疾人福利院去看望亲友。和动物亲密相处后，不少老人喜笑颜开，恢复了精神。在美国，还有与海豚一起相处的新兴动物疗法。

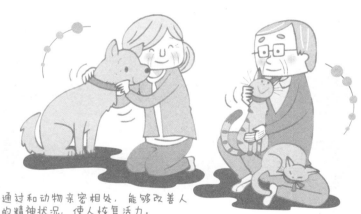

通过和动物亲密相处，能够改善人的精神状况，使人恢复活力。

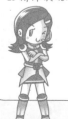

想要养宠物时，一定要跟家里人保证，自己会负起责任好好照顾它。绝对不能抛弃宠物！

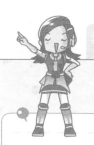

271人气值

案件调查为什么要鉴别指纹?

要找出证据，确定犯人，警察通常会鉴别指纹，
这是为什么?

你觉得答案会是哪个? 从三个选项中选一个吧。

 能够知道犯人的体格。

 没有两个人有相同的指纹，纹样一辈子都不会变。

 能够明白父母、子女、亲戚之间的关系。

答案在下一页!

每个人的指纹都不同，而且纹样一辈子都不会变。

指纹是手指皮肤的纹理，每个人的指纹都不完全相同，即使是亲生父子。其实不单是指纹，世界上是没有完全相同的两个人的。但指纹是众多不同之处中最容易区别，并且有纹样一辈子都不会变的特征。

人的皮肤上有大量汗腺和皮脂腺，手指皮肤上也是。当手碰到物体时，指纹凹凸纹路中凸出来的部分就会在物体上留下少量的汗或油。因此，在被碰过的物体上撒上特殊的粉末，就能看见指纹的形状。

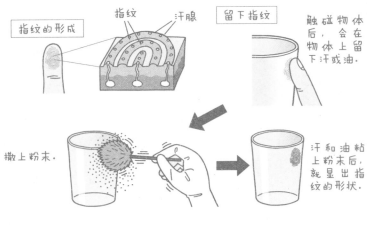

指纹的形成

指纹   汗腺

留下指纹

触碰物体后，会在物体上留下汗或油。

撒上粉末。

汗和油粘上粉末后，就显出指纹的形状。

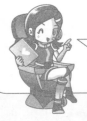

不仅是人类，灵长类动物都有指纹。另外，考拉也有指纹。对于这些在树上生活的动物，指纹有着防滑的作用。

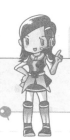

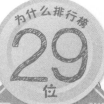
人出生时的性别是怎么决定的?

你有没有想象过,如果自己出生时是另一种性别……
你的性别是什么时候、由什么决定的呢?

你觉得答案会是哪个? 从三个选项中选一个吧。

1 由母亲肚子里的温度决定的。

2 由出生前28天的月亮形状决定的。

3 由细胞内的成分决定的。

答案在下一页!

答案是

3

细胞中"染色体"的组合决定了性别。

　　人体细胞中有细胞核，细胞核中有23对"染色体"，其中一对染色体（性染色体）决定了男女性别。这是X型和Y型组成的一对染色体，X与Y组合就是男性，X与X组合就是女性。

　　父亲的"精子"在进入母亲的"卵细胞"后，才会有婴儿诞生。精子和卵细胞分别提供一半数量的染色体，即父亲和母亲各提供一半数量的染色体，它们组合在一起形成完整的一人份。

　　含有X染色体的精子进入卵细胞后，性染色体则是XX，最后会诞生出女孩。含有Y染色体的精子进入卵细胞后，性染色体则是XY，最后会诞生出男孩。

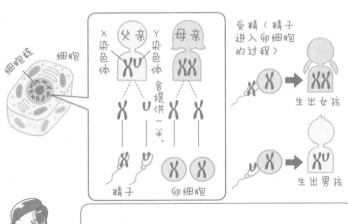

　　染色体因为容易被染上颜色而得名。它是含有遗传信息的DNA片段，这些片段又叫作"基因"。

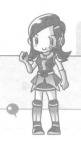

吃鱼真的能变聪明吗?

你一定听人说过,吃鱼能变聪明。
这话能相信吗?

你觉得答案会是哪个? 从三个选项中选一个吧。

1 不能保证,但鱼中含有让大脑活跃的成分。

2 真的,吃得越多越聪明。

3 假的,并不会变聪明。

答案在下一页!

答案是

1

不能保证吃了就聪明，但鱼中含有让大脑活跃的成分。

　　鱼肉里含有大量对身体有益处的营养，包括优良的蛋白质。特别是青鱼中所含的名为DHA（二十二碳六烯酸）的成分，能够促进大脑活动。虽然不能保证吃了能变聪明，但一定能让大脑更有活力。

　　与DHA同样重要的还有EPA（二十碳五烯酸）。EPA能降低体内脂肪含量和血液中的胆固醇含量。特别是"坏胆固醇"会阻碍血液流动，减少它们能够预防疾病。另外，鱼肉中也富含形成骨骼所需的维生素D。

各种青鱼

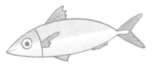

青花鱼：体长20～40厘米。在春季和秋季会出现在中国近海。

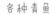

秋刀鱼：体长可达35厘米。秋季出现在日本北海至关东区域。

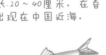

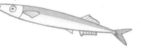

竹荚鱼：体长可达40厘米。成群结队出现。

沙丁鱼：体长约25厘米。成群结队出现。

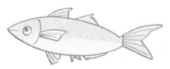

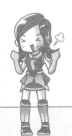

　　DHA在沙丁鱼、青花鱼等青鱼体内含量较多。沙丁鱼也富含钙质，可以做成烤鱼带骨一起吃。

126

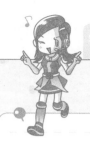

为什么每天刷牙还会有蛀牙?

每天都有好好刷牙,可还是有蛀牙。
问题出在哪里?

你觉得答案会是哪个? 从三个选项中选一个吧。

 1 刷牙太多,会使蛀牙菌增多。

 2 牙齿上还留有蛀牙菌。

 3 牙刷没洗干净,产生蛀牙菌。

答案在下一页!

刷牙后也会有细菌躲在缝隙里。

蛀牙是由蛀牙菌分泌的"酸"腐蚀牙齿造成的。虽然每天刷牙，但还是会有细菌留在口腔中，最终造成了蛀牙。牙齿之间的缝隙很难刷到，细菌容易躲藏在这里。另外，虽然牙齿的表面摸上去很光滑，但其实牙齿上有很多细小的凹痕，这些地方也会藏有细菌。

虽然刷牙能清除大部分细菌，但也不能就此放心。应当每天早晚刷牙，还要使用牙线。

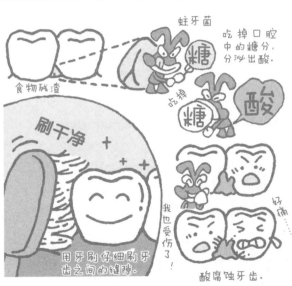

食物残渣

蛀牙菌

吃掉口腔中的糖分，分泌出酸。

糖

吃掉 糖 酸

刷干净

用牙刷仔细刷牙齿之间的缝隙。

我也受伤了！

好痛……

酸腐蚀牙齿。

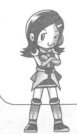

蛀牙菌的代表是变形链球菌。它会吃掉食物残渣里的糖分，分泌出酸。酸会腐蚀牙齿表面的釉质，产生蛀牙。

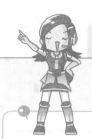
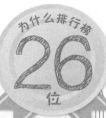

喝醋真的能让身体变柔软吗？

有人说喝醋对身体好，喝了能让身体变柔软，这是真的吗？

你觉得答案会是哪个？从三个选项中选一个吧。

1 真的，会变柔软。

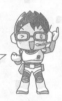

2 假的，不会变柔软。

3 和牛奶一起喝就有效果。

答案在下一页!

答案是

2

假的，喝醋不会让身体变柔软。

有人说"喝醋会让身体变柔软"，其实没有这回事。喝醋和身体变柔软之间没有任何关系。身体的柔软程度是由关节的柔韧度决定的。所以，想要让身体柔软，应当进行柔软锻炼，或者进行增加关节柔韧性的训练。

但醋对身体是有好处的。它能分解多余的脂肪，消除疲劳。醋的成分"醋酸"还有杀菌能力，在食物中加入醋会减缓食物腐败。

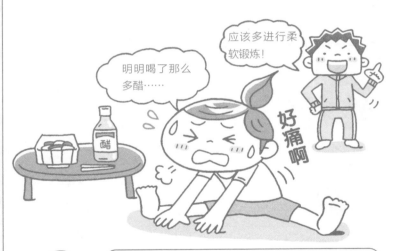

应该多进行柔软锻炼！

明明喝了那么多醋……

好痛啊

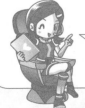

醋需要用肉眼看不见的微生物制作。使用"酵母"将大米和小麦的糖分转化成酒精，之后再用"醋酸菌"制作成醋。

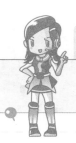

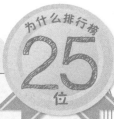

为什么排行榜
25 位

278 人气值

为什么吃零食时总是
管不住嘴?

虽然心里知道不能吃太多, 可就是管不住嘴。
这是为什么?

你觉得答案会是哪个? 从三个选项中选一个吧。

 身体需要营养。

 因为里面含有增强
食欲的药。

 恰到好处的味道胜
过了饱腹感。

答案在下一页!

独特的味道让人上瘾，胜过了饱腹感。

那些吃了还想吃的零食，在咸味或酸味的设计上都让人觉得无法满足。如果采用够重的调味，人吃了以后就会满足，不再想继续吃。但是，即使是较重的调味，如果符合自己的胃口，那也可能会吃个不停。

吃太多零食，会导致血液中糖分增加，在这个情况下，大脑会感觉到饱腹感。但是舌头将感觉到的味道刺激传递给大脑，大脑会想吃更多，这时食欲就胜过了饱腹感。大家要注意克制自己。

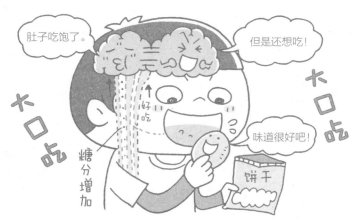

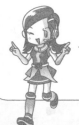 食欲是大脑的活动产生的。吃饱的时候，如果看见喜欢的食物，或者外观诱人的菜品，大脑会发出还想吃的刺激信号。这时胃可能已经满了。

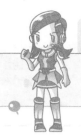
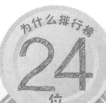
为什么人的牙齿有各种形状?

切牙是方形，尖牙是尖尖的，磨牙是平的。
为什么牙齿会有这么多形状呢?

你觉得答案会是哪个? 从三个选项中选一个吧。

1 为了更方便地吃不同食物。

2 很久以前，人们用尖牙当武器。

3 牙齿在朝着更容易刷牙的方向进化。

答案在下一页!

为了能咬碎、咀嚼各种食物，牙齿才有了各种形状。

人类是杂食动物，为了咬开果实，切断蔬菜，我们有了刀片一样的门牙（切牙）；为了撕裂肉块，我们有了尖锐的尖牙；为了磨细食物，方便消化，我们有了石磨般的槽牙（磨牙）。

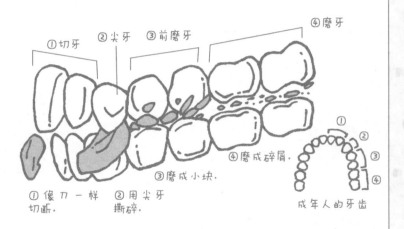

④磨牙

①切牙　②尖牙　③前磨牙

①
②
③
④

④磨成碎屑.

③磨成小块.

①像刀一样　②用尖牙
切断.　撕碎.

成年人的牙齿

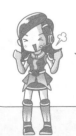

牙齿表面有"牙釉质"，是人体中最坚硬的部分。内侧是"牙本质"，比牙釉质软，和骨头硬度相当。

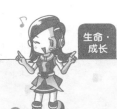

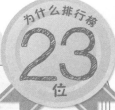

280 人气值

人死后会怎样?

人总有一死。死后会怎样?
会到哪里去呢?

你觉得答案会是哪个? 从三个选项中选一个吧。

1 大脑不再工作，没有了意识。

2 会一直持续着死时的感觉。

3 会上天堂或下地狱。

答案在下一页!

1

大脑停止活动，失去一切意识。

死后的世界是怎样的？世界上有各种各样的想象和传说。但实际上，人死后是完全没有意识的。死亡之后，人的大脑会完全停止活动。

大脑不仅能够思考，还负责控制全身的感觉。光线进入眼睛后，信号传递给大脑，我们才能看见。声音的信号也要传递给大脑，我们才能听见。气味、触觉也全部由大脑感受。

人死之后，看不见也听不见，不仅无法思考，连自己的存在也意识不到了。

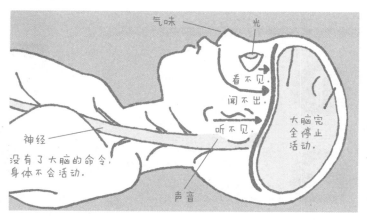

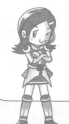

即使控制呼吸和心脏跳动的"脑干"停止活动，心脏和肺也可以靠机器继续运转。但这是本人没有意识的状态，这个状态称作"脑死亡"。

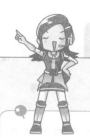

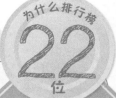
283 人气值

为什么紧张时脸会变红?

在大家面前演讲时，一紧张就会心跳加速，
还会脸红。这是为什么?

你觉得答案会是哪个? 从三个选项中选一个吧。

1 脸上的细小血管破了。

2 皮肤中的红色色素渗出来了。

3 血液突然集中在头部。

答案在下一页!

答案是

3

血液突然集中在头部，脸上的血管也会舒张。

　　脸变红是因为脸的皮肤下面，细小血管（毛细血管）中的血液流量增加。紧张时，会有大量血液流向脸部。

　　那么，为什么紧张时血液会流向脸部呢？其实关于这一点的研究还没有完全完成。面临大事、害怕失败时，我们大多会紧张。这时，大脑活动会变得活跃，血液会流向头部。因此脸上的血液流量也会增加。

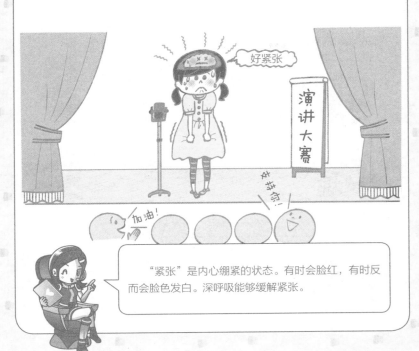

好紧张

演讲大赛

加油！

　　"紧张"是内心绷紧的状态。有时会脸红，有时反而会脸色发白。深呼吸能够缓解紧张。

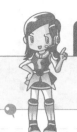

人为什么会长白头发?

人年龄大了，会长白头发，
这是为什么？

你觉得答案会是哪个？从三个选项中选一个吧。

 身体不能再制造头发中的色素了。

 因为不吃海带和裙带菜。

3 毛孔中堆积了油脂。

答案在下一页!

生长的新头发缺乏色素，身体不能再制造头发中的色素了。

长头发的地方叫作"发根"。发根会制造头发需要的色素。人在上了年纪或患病时，发根无法制造出足够的色素，头发就出现白发了。

这种色素叫黑色素，头发的颜色会随它改变。例如金发中只有少量黑色素，黑发中则含有很多。

将头发的剖面放大以后可以看到，黑发的毛皮质中含有黑色素颗粒；白发的毛皮质中没有黑色素，缝隙中含有空气，这样在光的照射下就呈现白色。

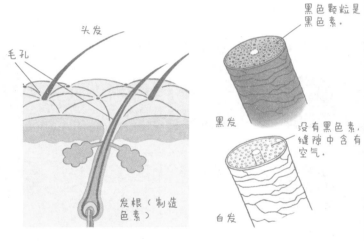

头发

毛孔

发根（制造色素）

黑色颗粒是黑色素。

黑发

没有黑色素，缝隙中含有空气。

白发

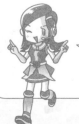

人们说精神压力大会导致白发。据说200多年前法国的玛丽·安托瓦内特王妃在入狱后一夜之间头发全变白了。当然这应该只是夸张的记载。

人脸

你知道这些部位的名称吗？填写○中的字试试吧。

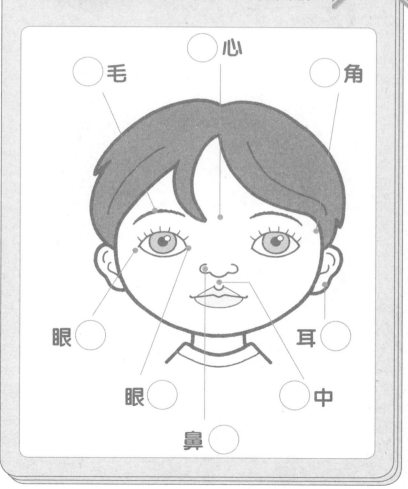

○心

○毛

○角

眼○

眼○

○中

耳○

鼻○

答案揭晓

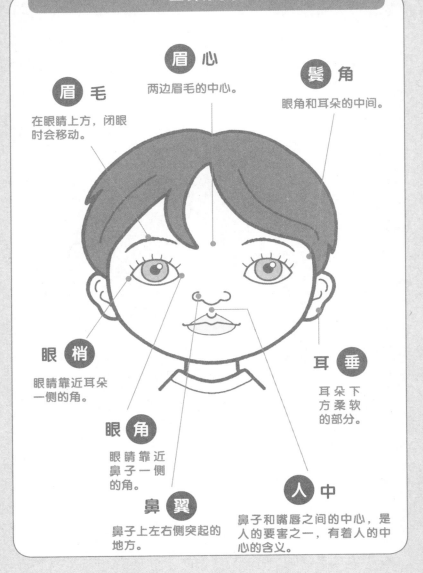

眉 心

两边眉毛的中心。

眉 毛

在眼睛上方，闭眼时会移动。

鬓 角

眼角和耳朵的中间。

眼 梢

眼睛靠近耳朵一侧的角。

眼 角

眼睛靠近鼻子一侧的角。

鼻 翼

鼻子上左右侧突起的地方。

耳 垂

耳朵下方柔软的部分。

人 中

鼻子和嘴唇之间的中心，是人的要害之一，有着人的中心的含义。

142

人的身体

名称猜谜

你知道这些部位的名称吗？填写○中的字试试吧。

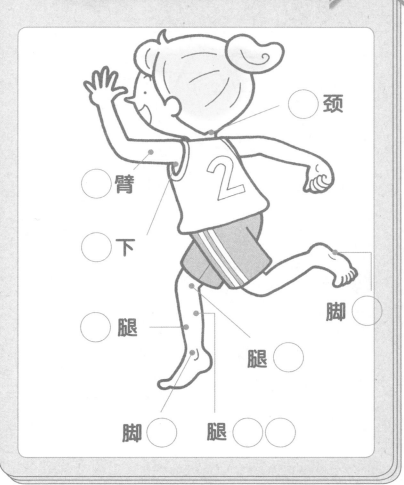

○颈

○臂

○下

○腿

脚○

腿○

脚○ 腿○○

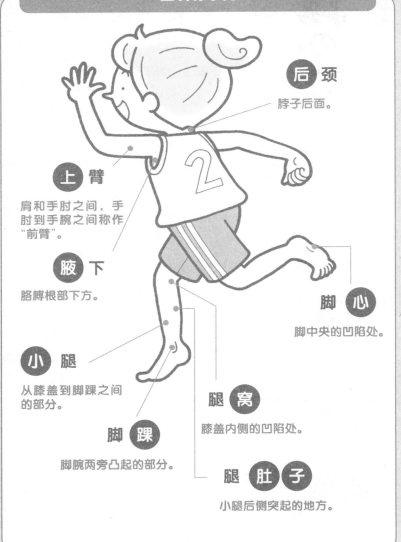

后 颈

脖子后面。

上 臂

肩和手肘之间，手肘到手腕之间称作"前臂"。

腋 下

胳膊根部下方。

脚 心

脚中央的凹陷处。

小 腿

从膝盖到脚踝之间的部分。

腿 窝

膝盖内侧的凹陷处。

脚 踝

脚腕两旁凸起的部分。

腿 肚 子

小腿后侧突起的地方。

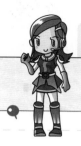

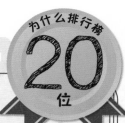

285 人气值

为什么人的眼睛有不同颜色？

仔细观察人们的眼睛，会发现眼珠不完全是黑色，还有棕色、蓝色、绿色的眼珠。这是为什么？

你觉得答案会是哪个？从三个选项中选一个吧。

1 由出生地决定的颜色。

2 与人种不同有关。

3 会根据眨眼的次数变色。

答案在下一页！

与人种不同有关。

　　这里说的眼珠指眼球前面中间部分，这个部位由角膜、虹膜和瞳孔组成。虹膜正中央漆黑的那部分是瞳孔，每个人的瞳孔都是黑色透明的。因为角膜是无色透明的，所以眼珠的颜色就是虹膜的颜色。

　　虹膜的颜色是由基因决定的，相关基因又与人种有关。不同的基因导致虹膜中色素的含量不同，所以虹膜会有不同的颜色。

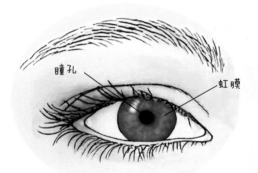

瞳孔

虹膜

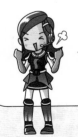

　　虹膜能够调节进入眼睛的光线量。明亮时虹膜较大，使得中间的瞳孔变小。相反，黑暗环境下瞳孔变大，虹膜的面积则减小。

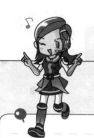

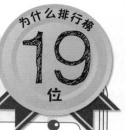
长时间不挖耳屎
会怎样?

耳朵里发痒时都会想要去挖耳朵,但如果
长时间不挖会怎样呢?

你觉得答案会是哪个?从三个选项中选一个吧。

1 耳屎会堵住耳洞。

2 耳屎会自然脱落,
掉出来。

3 太痒了,最后会
发炎。

答案在下一页!

答案是

2

耳屎会自然脱落，掉到耳朵外面。

不用定期去挖耳屎，它们并不会堆积起来堵住耳朵，而是会自然脱落掉到耳朵外面。

耳屎其实是旧皮肤和空气中的脏东西混合在一起形成的。旧皮肤脱落的同时会有新皮肤长出来。耳洞深处的旧皮肤会被送到外侧，耳屎也随着一起被送出来。

很多人觉得挖耳朵很舒服，喜欢这样做。清洁耳朵里面会让心情变好，偶尔做做也不错。但是，耳朵里面的皮肤是很柔软的，清洁时一定要注意轻柔。

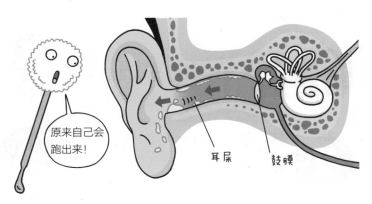

原来自己会跑出来！

耳屎　　鼓膜

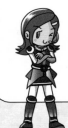

耳屎有干燥和湿润两种类型。这是耳道中的水分、汗的量不同导致的。

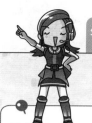

生命·成长　健康疾病　身体　心理情感　性别

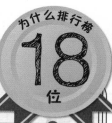

为什么排行榜

18位

291人气值

真的有很多人造器官吗?

例如心脏,心脏细胞能通过人工
制造出来吗?

你觉得答案会是哪个? 从三个选项中选一个吧。

 1 因人而异,有的人整个身体都可以通过人工制造。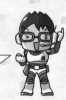

 2 假的,根本制造不出。

 3 真的,可以通过皮肤细胞制造。

149

答案是

3

通过iPS细胞，可以从皮肤制造身体的各个部分。

　　人体一开始只有一个细胞，通过细胞分裂、分化，产生肌肉、内脏、骨骼，然后成长为一个婴儿。而最初的那个细胞拥有分化成人体任何细胞的能力。

　　皮肤受伤破损时，会分裂出新细胞，产生新的皮肤治愈伤口。（→10页）一般的皮肤细胞只能分裂出皮肤细胞，但如果加入特定的"基因"，这种皮肤细胞就可能分化成皮肤外的各种细胞。像这样能够分化出其他各种细胞的细胞，称作"iPS细胞"（诱导性多能干细胞）。也就是说，利用iPS细胞，可以从皮肤制造出皮肤之外的组织或器官。

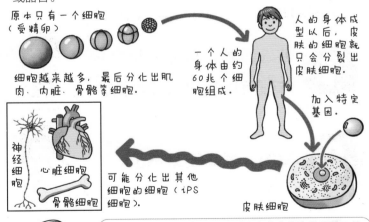

原本只有一个细胞（受精卵）

细胞越来越多，最后分化出肌肉、内脏、骨骼等细胞。

一个人的身体由约60兆个细胞组成。

人的身体成型以后，皮肤的细胞就只会分裂出皮肤细胞。

加入特定基因。

皮肤细胞

神经细胞　心脏细胞　骨骼细胞

可能分化出其他细胞的细胞（iPS细胞）。

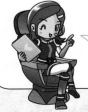

　　iPS细胞最初是由日本科学家山中伸弥发现的，他因此而获得了诺贝尔奖。现在人们正在进行iPS细胞技术的研究，使它成为因生病或受伤导致部分身体器官受损时的治疗手段。

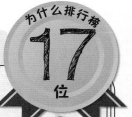
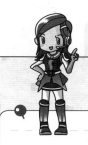

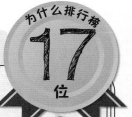

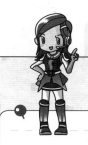

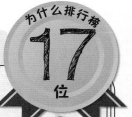

294 人气值

为什么做单杠运动后手上会生水泡?

在做单杠运动后,手指根部下面会出现一个个的凸起,
这是"水泡"。为什么会有这种现象?

你觉得答案会是哪个?从三个选项中选一个吧。

1 皮肤内部的细胞受损了。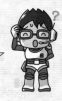

2 单杠上的铁进入了手中。

3 皮肤突然生长导致的。

答案在下一页!

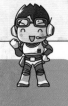

答案是

1 皮肤内部受伤，水分和组织液浸出后积淤所致。

　　"水泡"是一种伤口，是手掌皮肤内部受伤引起的。

　　摔倒后膝盖受伤，是膝盖皮肤外部被地面磨破。但手掌的皮肤较厚，和单杠摩擦时，皮肤内部会先受伤。受伤的地方会浸出组织液和水分，它们驻留在皮肤内部，膨胀起来，就形成了水泡。

　　水泡是一种伤口，如果不大，不用特别处理，过段时间就会自行消退。如果水泡非常大，需要去医院刺破，以防感染。

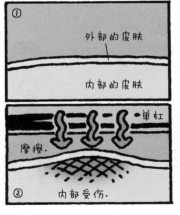

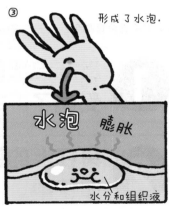

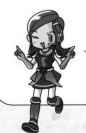

　　反复摩擦同一处皮肤，那里的皮肤会变得厚而坚固，这里叫作"茧"。出了茧的地方，就不容易出水泡了。

152

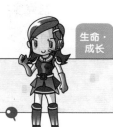

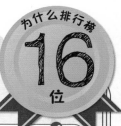

被毒蛇咬伤会怎样？

中国具有代表性的毒蛇包括蝮蛇和眼镜蛇。
它们是危险的毒蛇，如果被它们咬到会怎样？

你觉得答案会是哪个？从三个选项中选一个吧。

1 被咬的地方会腐烂。
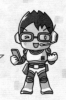

2 身体麻痹，血液和血管损坏。

3 体温大幅度上升。

153

答案在下一页！

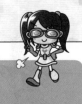

身体麻痹，血液和血管损坏。

被蝮蛇或眼镜蛇咬伤后，首先被咬处会肿起来，并有剧烈疼痛。肿痛会逐渐扩散到全身，并出现麻痹感。然后血液、血管甚至内脏会逐渐损坏。

毒蛇的毒大体上可以分为三类，神经毒素、血液循环毒素和混合毒素。世界上最大的毒蛇眼镜王蛇的毒是混合毒素。不过，被毒蛇咬伤后及时注射解毒剂"血清"就不会有大碍。

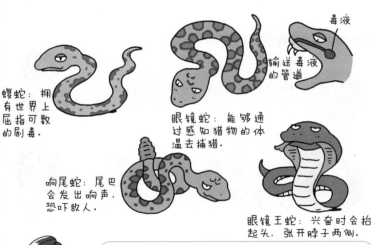

毒液

输送毒液的管道

蝮蛇：拥有世界上屈指可数的剧毒。

眼镜蛇：能够通过感知猎物的体温去捕猎。

响尾蛇：尾巴会发出响声，恐吓敌人。

眼镜王蛇：兴奋时会抬起头，张开脖子两侧。

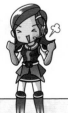

蝮蛇和眼镜蛇在察觉到人类后通常会逃跑，是胆小的蛇。如果人类没注意到它们，贸然靠近，它们就会发动攻击来保护自己。

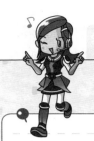

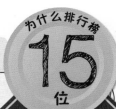
为什么不同人有不同的口味？

自己喜欢吃的东西，别人不一定喜欢。
别人都喜欢吃的东西也许自己偏偏不喜欢。这是为什么？

你觉得答案会是哪个？从三个选项中选一个吧。

 1 刚断奶时吃的东西不同。

 2 三岁时吃的东西口味不同。

 3 每个人的大脑对味道的感觉不同。

答案在下一页！

答案是

3

每个人的大脑对味道的感觉不同。

舌头上有感觉味道的"味蕾"（→90页）。通过味蕾，将不同食物成分产生的不同刺激传递给大脑，大脑分辨出味道。因为每个人的大脑反应不尽相同，所以刺激也就不同，大脑感受到的味道也产生了区别。

不同的人喜欢不同的颜色、不同的音乐，这也是因为人们的大脑存在差异，感受也就不一样。

味道是由甜味、咸味、苦味等再加上温度形成的刺激，所以口味因人而异也是很正常的。

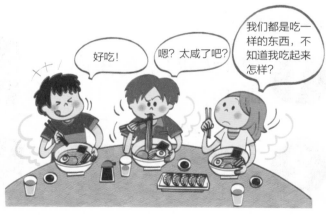

好吃！

嗯？太咸了吧？

我们都是吃一样的东西，不知道我吃起来怎样？

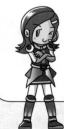

矿物质"锌"会对味觉产生很大影响。如果人体缺锌，味觉就会变得不灵敏。在茶和可可里含有锌。

156

304 人气值

运动员为什么很重视
牙齿健康?

运动员不仅要锻炼身体,还会重视保护牙齿。
这是为什么?

你觉得答案会是哪个? 从三个选项中选一个吧。

1 牙齿坚固,身体才能发力。

2 不希望因为看牙医影响了训练。

3 接受采访时看起来更帅气。

答案在下一页!

答案是

1

运动时牙齿会承受很强的力量，所以运动员需要坚固的牙齿。

　　有句话叫"咬紧牙关"。想要用力时，人们总会下意识地咬紧牙齿。所以如果牙齿不好、咬合有问题，运动时就无法使出力气。

　　牙齿中受力最大的是最靠里面的磨牙。普通人的磨牙能承受和自己体重相当的力量，运动员的磨牙则可能在瞬间承受3倍体重的力量。

　　棒球运动员在挥棒和投球的瞬间，需要很大的力量，所以牙齿对他们来说是很重要的。

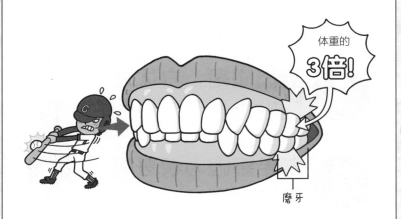

体重的 **3倍！**

磨牙

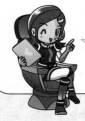

　　冰球和橄榄球等运动，会发生激烈碰撞。由于牙齿会承受过大的力量，运动员会在嘴里戴着牙套来保护牙齿。

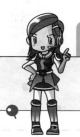

生命·成长 健康·疾病 身体 心理·感官 性别

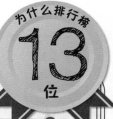

13
位

305 人气值

为什么睡着了还会掀被子?

睡前盖好被子，早上起来发现睡的姿势变了样。
这是怎么回事?

你觉得答案会是哪个? 从三个选项中选一个吧。

1 做梦时乱动。

2 为了给身体表面散热。

3 睡觉时会有多次瞬间醒来的情况。

答案在下一页!

**睡觉时，身体表面温度会
上升，掀被子是为了散热。**

睡觉时会不自觉地翻身，掀开被子。其实理由只有一个：是为了给身体散热。

儿童在睡觉时，身体会分泌一种"成长激素"，能够促进生长发育。成长激素在体温较低时分泌更多，因此身体会想要把热量排出体外，导致身体表面温度升高。如果保持不动，身体和被子之间的热量会越来越多，于是人会下意识地活动身体，掀开被子，让热量发散出去。

另外，长时间保持一个姿势的话，肌肉也就长时间处于同一状态，导致肌肉疲劳。肌肉疲劳时，也会不自觉地翻身。

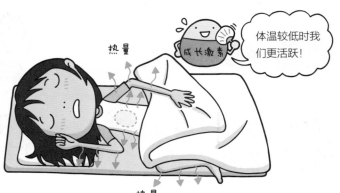

热量

成长激素

体温较低时我们更活跃！

热量

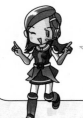

人在睡觉时大脑会休息，但并不是停止一切活动。即使自己没有意识，大脑也会对肌肉发出命令，使身体活动。

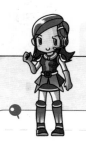

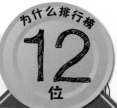
315 人气值

正常人的体温能上升到多少度?

流感和感冒时会发高烧,
发热最高会到多少度,你知道吗?

你觉得答案会是哪个? 从三个选项中选一个吧。

 能到42℃。

 最高纪录是53℃。

 根据传说,可以到60℃。

答案在下一页!

最高是42℃左右。再高就有生命危险。

得感冒时，体温可能上升到39℃。病原体害怕高温，大脑发出命令提高体温，用来对抗病原体。不过体温再怎么升高也不会超过42℃，因为再高就会死人了。

身体的重要部分几乎都是由蛋白质组成的。高温下蛋白质会凝固。身体中的蛋白质一旦凝固，心脏会停止跳动，血液会停止流动。

发高烧时一定要及时看医生，或者用退烧药降温。

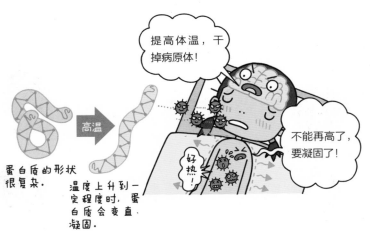

提高体温，干掉病原体！

高温

不能再高了，要凝固了！

好热！

蛋白质的形状很复杂。

温度上升到一定程度时，蛋白质会变直凝固。

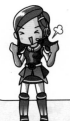

脖子旁边、腋下、大腿根部内侧等部位有靠近皮肤的粗大"动脉"血管。为这些部位降温能够降低血液温度，从而使体温下降。

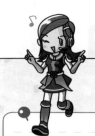

318 人气值

为什么雄性用"♂"，雌性用"♀"表示？

有时候会用"♂"表示雄性，用"♀"表示雌性。为什么会用这样的记号？

你觉得答案会是哪个？从三个选项中选一个吧。

1 古代文字中，♂是农具，♀是药。

2 古代♂表示武器，♀表示婴儿。

3 古代♂代表火星，♀代表金星。

答案在下一页！

答案是

3

因为古代♂和♀是火星（战神）与金星（美神）的符号。

围绕太阳运动的星球叫作"行星"。很早以前就有一套"行星符号"用来表示行星。火星符号是♂，金星符号是♀。火星又名"马尔斯"，他是希腊神话中的战神。♂表示马尔斯的盾和长矛。战神是男性，因此用他的符号代表雄性。

而金星又名"维纳斯"，她是美神。♀表示维纳斯所用的镜子。既然维纳斯是女性，♀也就成为了雌性的符号。

太阳与行星

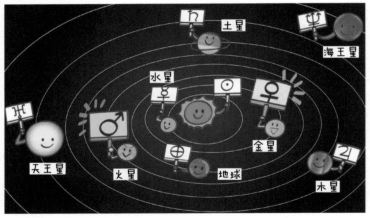

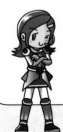

行星符号是从前在星历占卜和塔罗牌（一种用于占卜的卡牌）中所使用的。其中地球的符号是⊕，水星是☿，木星是♃，土星是♄。

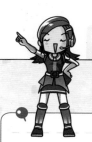

心理·感官 性格

10 位

320 人气值

为什么触碰有些身体部位时会发痒?

脖子、腋下、两肋、脚底,触碰这些部位时会发痒。
这是为什么?

你觉得答案会是哪个?从三个选项中选一个吧。

1 那些部位的皮肤很敏感。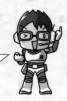

2 只是心里觉得痒。

3 因为是平时不会摸到的地方。

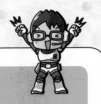

触碰皮肤敏感的部位会感到发痒。

　　人们经常感觉到痒的地方大多都是神经（→176页）集中的部位。脖子、腋下、两肋，这些部位的神经尤其密集，使皮肤也格外敏感。这些皮肤下面有名为"动脉"的大血管，是很重要的地方。如果有毒虫爬到身上是很危险的，因此这些部位的感觉特别敏锐。

　　很久以前，古人是不穿鞋子的，赤脚来感受地面的危险。感觉敏锐的脚底可以立刻感知到危险情况。

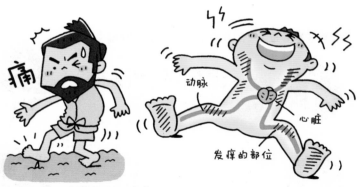

痛

动脉

心脏

发痒的部位

↑古人是不穿鞋子的，脚底的感觉很敏锐.

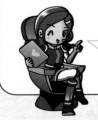

　　痒的感觉是很奇怪的，自己抓挠可能感觉不会太痒，但是被别人抓挠就完全不同了。

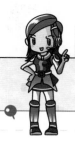

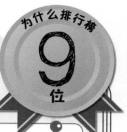

为什么排行榜
9 位

321 人气值

为什么饭后运动侧腹会痛?

吃完饭立刻跑步，有人会感到侧腹疼痛，
这是为什么呢?

你觉得答案会是哪个? 从三个选项中选一个吧。

1 食物在体内摇晃。

2 储存血液的器官在输出血液。

3 刚吃完饭肌肉虚弱。

答案在下一页!

身体需要使用大量血液时，储藏血液的"脾脏"会输出血液。

胃的左侧，有一个调节血液流量的器官，叫作"脾脏"。平时脾脏中储藏有血液，当血液大量流出后就会感到疼痛。

血液流遍全身每一个角落。但是对于活跃的部分，血液会更加集中，以便于输送营养和氧。所以吃饭后，为了消化食物，血液会集中到肠胃。消化食物期间进行运动，血液就会流向肌肉，而流向肠胃的血液会减少，造成消化不良。

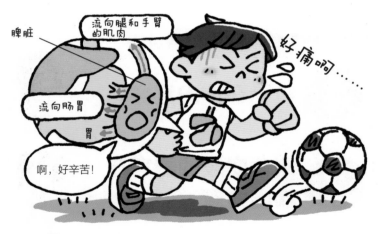

脾脏

流向腿和手臂的肌肉

流向肠胃

胃

啊，好辛苦！

好痛啊……

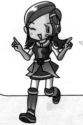

血液中的红细胞（运送氧）和白细胞（吞噬病原体）是在骨髓中制造的。破损、衰老的红白细胞会在脾脏中销毁，通过尿液排出体外。

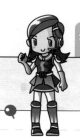

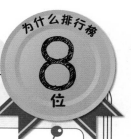
322 人气值

为什么有人说能从血型看出性格?

血型有A型、B型、AB型、O型。
有人说性格跟血型一样分为4种,这是怎么回事?

你觉得答案会是哪个? 从三个选项中选一个吧。

1 大脑的活动会因血型而不同。

2 血型会改变心脏的活动。

3 没有科学依据,只是偶然。

169

答案在下一页!

血型和性格没有任何关系。ABO型的血液分类是根据血液凝固的状态进行区分的（→24页）。不同血型的区别在于血液中成分的性质有少许差别。但是很久以前就有人说血型会决定性格。虽然这种说法并没有科学依据，但我们不能不承认确实有这个现象。

ABO的血型是由遗传决定的。如果A型的父母生出A型的孩子，这个孩子也很容易受到父母的影响。如此一来，血型影响性格，其实是性格受到了同样血型的父母的影响。

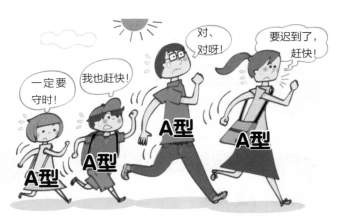

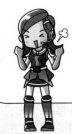

ABO型血型是由奥地利免疫学家卡尔·兰德斯坦纳发现的。他在1900～1910年，通过大量与血液有关的实验，研究了血液凝固规律。

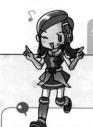

生命·
成长 健康·
疾病 食物 秘密
魔音 性别

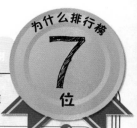

为什么排行榜

7

位

为什么睡觉时人
会做梦？

你还记得昨晚的梦吗？虽然大多数人都忘记了，
但人们几乎每天都会做梦。这是为什么？

你觉得答案会是哪个？从三个选项中选一个吧。

 1 梦见零碎的记忆。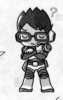

 2 睡糊涂了，睁着眼
睛看见了幻觉。

 3 大脑想要醒过来。

睡眠时，大脑会整理记忆，人会梦见零碎的记忆。

梦是由零碎的记忆构成的。

我们每天会经历很多事情，但并不是全部都记得。因为大脑会区分需要的记忆和不需要的记忆，并且将不需要的记忆扔掉。这种整理记忆的行为会将大量的零碎记忆重组，这就形成了梦。

没有亲眼见过、亲耳听过的事物，大脑也会从记忆中抽出，组成有一定情节的故事。

不过，关于梦的研究，科学家们还在不断探索，目前没有定论。

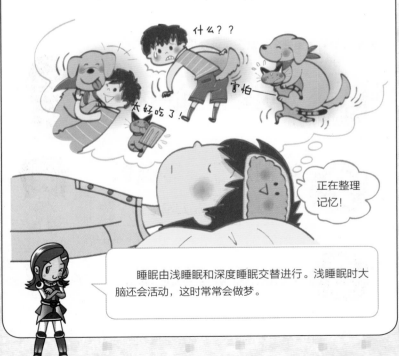

睡眠由浅睡眠和深度睡眠交替进行。浅睡眠时大脑还会活动，这时常常会做梦。

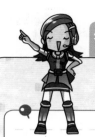

345 人气值

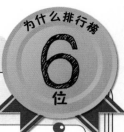

不喝水，人能
活几天？

水对人类来说是必不可少的。
如果没有水，人能活多久呢？

你觉得答案会是哪个？从三个选项中选一个吧。

 最多只能活3天。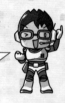

 最长可以活1周。

 应该能勉强撑1
个月。

答案在下一页！

如果没有水，人最多只能活1周。

如果完全不喝水，人最多只能活1周。相反，只要有水，即使什么也不吃，人可以活10天。

约三分之二的人体由水构成。组成身体的基本单位"细胞"里也充满了水分。运输营养和氧的血液含有大量的水分。将体内废物排出体外的尿液也几乎都是水。

水中溶解了多种物质，在身体中起着重要作用。

水是必不可少的，平时要多喝水。

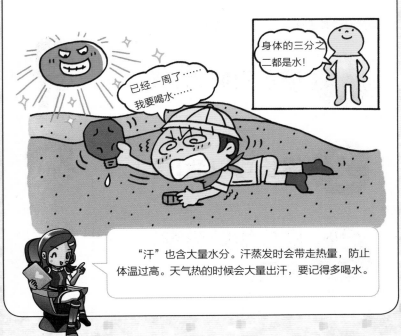

"汗"也含大量水分。汗蒸发时会带走热量，防止体温过高。天气热的时候会大量出汗，要记得多喝水。

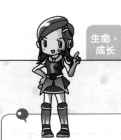

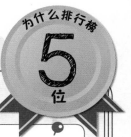

350 人气值

为什么晚上不困早上却睡不醒?

你有没有经常晚上被说"快点睡!"早上被说"快点起!"
如果能反过来就好了。

你觉得答案会是哪个?从三个选项中选一个吧。

 1 人类原本是夜行动物。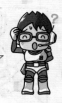

 2 早晚大脑和身体的连接很弱。

 3 神经不能及时切换。

答案在下一页!

**休息的神经与运动的神经
不能及时切换。**

大脑与身体是通过"神经"连接的。人体中有负责活动的神经和负责休息的神经。每天早晚就是两种神经切换的时刻。因为切换需要时间，所以晚上经常会睡不着，早上却又睡不醒。负责活动的神经叫"交感神经"，负责休息的神经叫"副交感神经"。这两种神经都不受意识控制，因此又称作"自律神经"。身体需要活动和休息时，自律神经会自动切换。

晚上睡觉前泡个澡，副交感神经会开始活动。早上起床时，强迫自己起床的意识很重要，这样心脏会加快跳动，刺激交感神经活动。

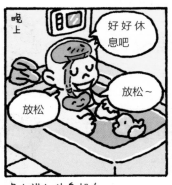

晚上进入休息状态.

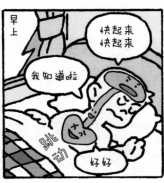

早上强迫自己起床.

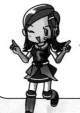

身体进行自我调节的过程，需要名叫"激素"的物质。激素能够刺激身体成长，让人精神饱满，还能加快伤口愈合。

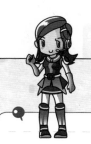

有没有能轻松活动大脑的方法?

学习能够活动大脑,
还有没有其他方法呢?

你觉得答案会是哪个? 从三个选项中选一个吧。

1 有, 例如听喜欢的音乐。

2 有, 回想不开心的事。

3 没有, 只能学习。

177

答案在下一页!

1

听喜欢的音乐，能够促进大脑活动。

用脑用得多，大脑才会更灵活。例如，听喜欢的音乐时，大脑会处于活跃状态。

用眼睛看、用耳朵听、活动身体，这些行为都需要依靠大脑。听音乐时不只是听，还可以用手指演奏乐器，或者配合节拍跳舞，这样都能促进大脑活动。

但是，一边学习一边听音乐会起到反作用。由于两边都不能集中精力，大脑反而会更迟钝。

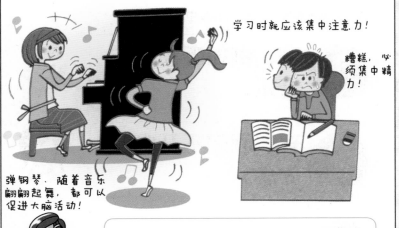

学习时就应该集中注意力！

糟糕，必须集中精力！

弹钢琴、随着音乐翩翩起舞，都可以促进大脑活动！

回想不开心的事会让心情低沉，让大脑变迟钝。长期处于这种"精神压力"状态下，还可能会影响大脑发育。

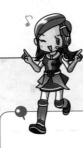

身体

360 人气值

怎样才能跑得更快?

腿力是天生的吗?
还是说掌握窍门就能跑得更快?

你觉得答案会是哪个? 从三个选项中选一个吧。

 跑步时快速抬起大腿。

 一边左右摇头一边跑。

 迅速、小幅度地摆动手臂。

答案在下一页!

答案是

1

大范围活动股关节，快速抬起大腿跑步。

　　最近随着运动科学的发展，人们明白了大范围活动股关节（大腿根部）的训练，能够让人跑得更快。要想大范围活动股关节，可以尝试下面的练习。

　　但是在练习之前，调整身体左右的平衡也是很重要的。有不少人都会微微偏向一侧，纠正这一点是跑得快的前提。

检查左右平衡

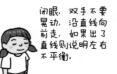

闭眼，双手不要晃动，沿直线向前走，如果出了直线则说明左右不平衡。

纠正方法

像这样单腿旋转。

不用手脚，靠屁股前行。

大范围活动股关节的练习

挥动手臂

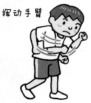

单脚直立，身体前倾，同时有意识地转动腰部。

抬起大腿

慢慢抬起大腿，左右交替20次。

股关节的上下运动

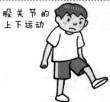

单脚直立，提起另一只腿，有意识地活动大腿根部，左右各进行15次。

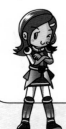

　　运动可以通过训练得到提高。反复正确的练习，会让大脑记住运动的姿势。

180

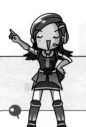

心理·
感官

性别

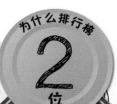

为什么排行榜

2 位

368 人气值

为什么洗澡水30℃时觉得微凉，气温30℃时却觉得很热？

泡澡时水温大约40~42℃。30℃的水温会觉得微凉，可30℃的气温就觉得很热。

你觉得答案会是哪个？从三个选项中选一个吧。

1 水不容易使身体热量散失。

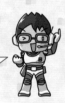

2 心情问题，气温30℃也不算热。

3 空气不容易使身体热量散失。

181

答案在下一页！

答案是

3

空气不容易使身体热量散失，所以30℃也会觉得热。

人的体温一般是36～37℃，30℃的气温比体温更低，但却会感觉热。这是因为热量很难通过空气传递。

热量会从高温向低温传递。进入30℃的洗澡水时，热量从身体传向水中，人会觉得凉。但是空气很难导热，即使体温比气温高，热量也很难散失。因此，只要身体表面的空气温度升高，人就感觉越来越热。吹风时，会吹走身体表面的热空气，人就觉得凉爽。

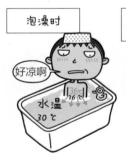

泡澡时

好凉啊

水温 30℃

身体的热量会跑到水中。

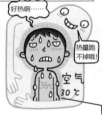

处在空气中时

好热啊……

热量跑不掉哦!

空气 30℃

身体的热量不容易散失到空气中。

身体被温度升高的空气包裹着。

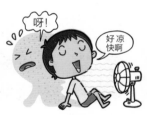

呀!

好凉快啊

电风扇的风将温度升高的空气吹走了。

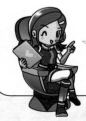

长时间处于气温30℃的房间里的东西，也会变成30℃。但是金属的餐具会发凉，木质桌椅会发烫。这是因为不同物质的导热性能不同。

182

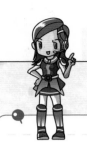

370 人气值

做的梦会成真吗？

梦见的事情真的发生了！
你遇到过吗？以前有人叫它"灵梦"。这是怎么回事？

你觉得答案会是哪个？从三个选项中选一个吧。

1 不会，发生了也只是偶然。
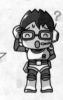

2 会，早上做的梦很容易成真。

3 会，但真实发生的事跟梦相反。

答案在下一页！

答案是

1 梦成真也只是偶然。

晚上梦见了某个人，结果第二天他就去世了；梦见比赛赢了，结果真的赢了。经常有人会有这种做梦灵验的经历。但其实这些都是偶然。

梦和大脑中的记忆有关（→172页），所以在梦中出现的人，或多或少都是白天自己关注过的人。人们经常会梦见心中希望发生或者希望不发生的事，因此当实际跟梦一致时，人们会觉得是做的梦灵验了。以前有人说，早上做的梦是"灵梦"，很容易成真。但其实这只是因为人们更容易记住早上做的梦，这样也就增加了梦成真的偶然性。

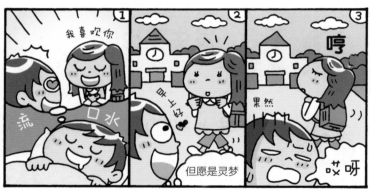

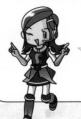

分析梦的内容，能够明白做梦的人心里想的是什么。可以利用这一点来治疗患有心理疾病的人。

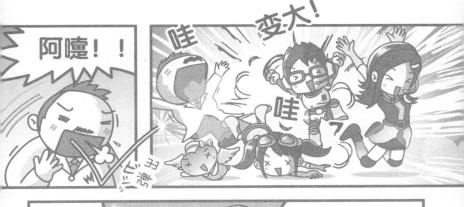

阿嚏！！

哇 变大！

哇

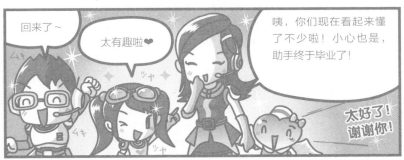

回来了～

太有趣啦❤

咦，你们现在看起来懂了不少啦！小心也是，助手终于毕业了！

太好了！谢谢你！

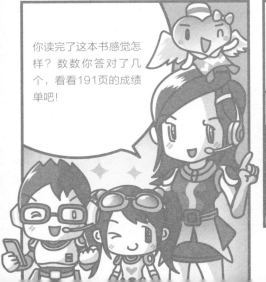

你读完了这本书感觉怎样？数数你答对了几个，看看191页的成绩单吧！

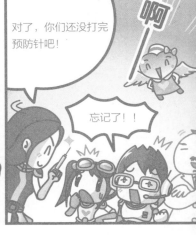

啊

对了，你们还没打完预防针吧！

忘记了！！

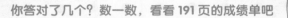

人体心理的科学提问

成绩计算表

你答对了几个？数一数，看看 191 页的成绩单吧

页数	排名	问　　题	对错标记
5	84	想补钙可以只喝牛奶吗？	
7	83	笑话听的次数多了为什么会觉得不好笑？	
9	82	为什么伤口会愈合？	
11	81	田径、游泳等竞技项目为什么要男女分开比赛？	
13	80	为什么想到不开心的事会肚子痛？	
15	79	为什么手臂用力时会隆起肌肉？	
17	78	为什么夏天太热时会感到特别累？	
19	77	为什么婴儿的皮肤和老年人的皮肤不同？	
21	76	为什么放屁时有时有声音，有时没声音？	
23	75	血型是只有4种吗？	
25	74	不吃零食比较好吗？	
27	73	"香味"真的能让人心情平静吗？	
29	72	睡前玩游戏会导致睡不着吗？	

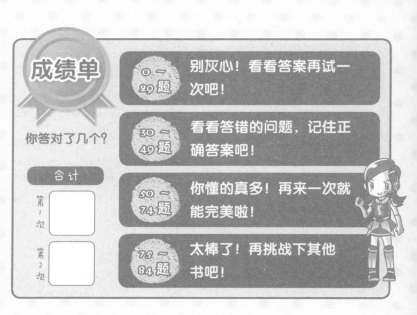

成绩单

你答对了几个？

合计

第1次

第2次

0～29题 别灰心！看看答案再试一次吧！

30～49题 看看答错的问题，记住正确答案吧！

50～74题 你懂的真多！再来一次就能完美啦！

75～84题 太棒了！再挑战下其他书吧！

图书在版编目（CIP）数据

超级问问问. 人体心理／（日）学研教育出版编著；
潘文峰译. —北京：化学工业出版社，2017.5（2018.3重印）
ISBN 978-7-122-29173-8

Ⅰ. ①超… Ⅱ. ①学… ②潘… Ⅲ. ①人体–青少年
读物 Ⅳ. ①R32-49

中国版本图书馆CIP数据核字（2017）第038503号

なぜ? どうして? からだとこころ NEW ぎもんランキング
学研教育出版・编・著
Naze? Doshite? Karada to Kokoro New Gimon Ranking
© Gakken Education Publishing 2014
First published in Japan 2014 by Gakken Education Publishing., Ltd. Tokyo
Simplified Chinese character translation rights arranged with
Gakken Plus Co., Ltd. through Beijing Kareka Consultation Center
北京市版权局著作权合同登记号：01–2016–6908

责任编辑：丰　华　宋　娟　　　　　装帧设计：北京八度出版服务机构
责任校对：吴　静　　　　　　　　　封面设计：周周设计局

出版发行：化学工业出版社（北京市东城区青年湖南街 13 号　邮政编码 100011）
印　　装：北京新华印刷有限公司
787mm×1092mm　1 / 32　印张6　字数400千字　2018年3月北京第1版第2次印刷

购书咨询：010-64518888（传真：010-64519686）　　售后服务：010-64518899
网　　址：http : // www.cip.com.cn
凡购买本书，如有缺损质量问题，本社销售中心负责调换。

定　　价：29.80元　　　　　　　　　　　　　　版权所有　违者必究